混合診療で
大儲けする人

医療の未来

病気になったら
全財産がなくなる人

はじめに

パラダイムシフトを読め

時代には、その当時を覆う支配的な思想、考え方がある。あとで振り返ってみると「そんな考え方はおかしいよ」と簡単に言えるものなのであるが、当時においてその思想、考え方に反論するのは難しい雰囲気がある。

しかし、時代の流れとともに、その当時覆っていた考え方が大きく変動することもある。これを「パラダイムシフト」という。

たとえば、第二次世界大戦当時、我が国、そして世界の国々は植民地主義、軍国主義に覆われていた。国家から戦場に行くことを命じられた人々は、拒否することができなかった。戦争中、人々は生きることだけで精一杯だった。

戦争が終わり、価値観が変わった。そして戦後70年間、幸福なことに戦闘地域で戦死した日本人はいない。つまり日本では、終戦とともに思想の大きな転換、パラダイムシフトが起こり、戦争当事国にはならない歩みを続けている（２０１５年9月19日未明、集団的自衛権の行使を可能にする安全保障関連法案が可決されたことにより、今後どうなるかわからないが）。

翻って、世界の動きを見てみよう。戦後、世界では自由主義陣営と共産主義陣営が対峙した。現在、共産主義思想に魅力を感じる人はほとんどいないだろうが、当時は違った。日本は自由主義陣営に属していたが、両陣営を問わず世界中の多くの人々がこの共産主義思想に魅了されていたのである。

しかし、冷戦の結果、共産主義陣営は敗北し、１９９０年に起きたベルリンの壁の崩壊で、共産主義も崩れ去った。これもパラダイムシフトの結果である。その後勃興し、現在、時代を席巻しているのが「グローバリズム」である。

この思想は簡単にいうと、世界規模で物事を考えていくこと。世界中から食材や部品を集めて製品化し、食品、日用品、スマホからコンピューターに至るまで、値段を劇的に安くして世界中で販売する。このようなことができるグローバル企業が優勢になり、グローバリズムという思想にお墨付きが与えられた。

今、グローバリズムという言葉を出されると、なんとなく反論し難い雰囲気があるのではないだろうか。

企業は世界中とつながり商売することで最大の利益を上げられる。消費者にとっても安い製品を手に入れることができるので良いことづくめではないか。このグローバリズムを押し進めるには、各国にある商取引の決まり事、規制をどんどん緩和しなければならない。つまり、グローバリズムと規制緩和は一体なのである。

しかしそれは、生活者にとって本当に良いことなのだろうか。筆者である私は医師なので、日本の医療にグローバリズム（市場原理主義）が導入されたらいったいどんなことが起きるのか、いろいろ考えてみた。具体的には、

「もしも混合診療が解禁されて自費診療になったら、どんな未来になるか。各種医療の値段はいくらになり、患者さんの生活にどんな影響が生じるか」ということを細かく考えてみたのだ。すると、驚くべき恐怖の未来がリアルに浮かび上がってきたのだ。

今、日本で病気や怪我をしたら、国民健康保険証を持って自分のいきたい病院にかかることができる。そして、診療を受け、医療費の1～3割負担のお金を支払う。多くの国民は当たり前のことと考えているかもしれないが、これは日本の医療制度、つまり国民健康保険制度のおかげである。そして、この国民健康保険制度を守る大きな要《かなめ》の一つが「混合診療の禁止」なのだ。

その一方で、混合診療の禁止を規制と見立て、これを撤廃（緩和）し混合診療を解禁しようという強い動きが政府と経済界にある。

本書を読んでいただければわかるが、混合診療が認められたら国民健康保険制度は瓦解し、実際には自費診療となり、その結果、医療費の支払いのため自己破産する、または家を売らざるを得なくなる人が続出するだろう。混合診療とはそもそもなにかをできるだけわかりやすく説明したうえで、混合診療解禁の結果、なぜそのようなおぞましいことが起こるのか、仕組みについても詳しく述べた。

この本をみなさまがお読みになることで、日本の医療制度について理解を深め、みなさまの頭の中でパラダイムシフトを起こすことができたら、著者として望外の喜びである。

もくじ

第三章　誰も教えてくれない本当に大切な国民健康保険制度の話

第一章

混合診療の解禁で医療の未来はどうなるか

1 自己負担3割に高額医療費還付 国民健康保険制度がなかったら 冠動脈閉塞の治療は自費で500万円

「混合診療解禁」という言葉がしばしば、政治や医療の場ででてきます。

平成26年に安倍晋三首相が、平成27年度の通常国会で混合診療の解禁を目指すと表明し、さらに注目度が上がっていますが、一般の国民のみなさんは何のことなのか分からないと思います。というのも、医師でも混合診療について分からない方がほとんどなのです。

非常に分かりにくい混合診療解禁を分かりやすく解説するため、この本を著しました。まず、現在の我が国の国民健康保険制度から解説します。

身近な実例を挙げましょう。
たとえば、腰痛になり整形外科にかかったとします。診察を受け、レントゲン写真を何枚か撮り、リハビリをして、薬の処方箋をもらいました。この治療で、患者さんが**3割負担**の人だとしたら、だいたい3000円くらい支払うことになります。

【3割負担】

日本は国民皆保険制度をとっているので、すべての人がなんらかの公的医療保険に加入している。公的医療保険を運営する組織には、大企業の従業員らが加入する組合管掌保険(組合健保)、自社の健康保険組合を持たない中小企業の従業員が加入する協会けんぽ、公務員や学校教職員が加入する共済組合、自営業者や無職の人たちが加入する国民健康保険(国保)などがある。

医療を受けるに際し、昭和のころ、社保(企業や団体単位で運営されている医療保険)に加入している人の自己負担が1割であるのに対し、国保に加入している人は3割、高齢者の医療費は無料という時期もあったが、現在は加入する保険にかかわらず次のような自己負担になっている。

被保険者、被扶養者ともに3割。ただし、義務教育就学前は2割。70歳以上の高齢者は1割(現役並み所得者は3割)。残りの医療費は、加入している公的医療保険(国民健康保険)から給付される。

70歳以上の方なら1割負担ですから1000円前後です。医療費総額としては、9000円くらいのものです。

これを高いと思うのか安いと思うのかは、人それぞれでしょう。いろいろな言い方があるとは思いますが、診療に要した自己負担が3割で3000円という金額は、居酒屋に1回いってちょっと飲んで食べるとこのくらいになるのではないでしょうか。

さて、別なケースです。大学教授の友人(45歳)が職場で突然倒れたのです。すぐに救急車で病院に運ばれました。一見して心臓か脳の病気。生きるか死ぬかの瀬戸際です。

病名は冠動脈閉塞による心筋梗塞。**CCU**でカテーテルにより心臓の冠動脈に詰まった血栓（血管の中で血液が固まったもの）を除去。一命を取り留めました。結局、2週間ほど入院しておられました。現在、大学に復帰して教鞭を取り、精力的に働いておられます。

【CCU(Coronary Care Unit)】
CCUとは、冠疾患集中治療室のこと。循環器系、特に心臓血管系の疾患を抱える重篤患者を対象としたもの。

ところで、この患者さんは治療に対していくら支払ったでしょうか。読者のみなさん、想像がつきますか。

答えを述べる前に、冠動脈閉塞に対するカテーテル治療とはどのようなものか説明します。

心臓は体の隅々にまで血液を送り出す高性能のポンプの働きをしていますが、この心臓の筋肉（心筋）に栄養を送り込む血管を冠動脈といいます。そして、この血管が詰まってしまう病気を冠動脈閉塞といいます。

冠動脈は3本ありますが、閉塞した箇所から先には血液がいかないので、心筋は壊死に陥る。もちろんこれは、生命に関わる重篤な疾患です。治療法として、現在おこなわれているのがカテーテル治療なのです。

カテーテルは簡単にいうと、いろいろな仕掛けを施したビニール製の管のことです。これを足や手の動脈から挿入し、血管内を通って冠動脈の閉塞部位まで入れる。そこでカテーテルの先を膨らませるなどして閉塞部位を広げ、血液の再開通を計る。これが冠動脈閉塞に対するカテーテル治療です。

このケースの医療費の総額は500万円くらいになります。

3割負担ですから、先述の患者さんは150万円ほどの支払いになるでしょう。

しかし実際には、**高額医療費還付制度**があるので、月におよそ6万円以上かかった医療費は戻ってきます。

つまり、150万円ほど支払っても、3ヶ月後には144万円ほど戻ってくるのです。

【高額医療費還付制度】

重い病気にかかった場合、たとえ自己負担が3割だとしても、先述した事例のように高額の医療費が発生する。家計に与える影響は極めて大きい。そこで、支払った医療費（同じ月内に同じ医療機関で受けた診察に対する医療費）が、自己負担限度額（所得に応じて設定された一定の金額）を超えた場合、その超過金額を自分が加入している健康保険や共済組合などに申請（請求）すれば、後日払い戻しを受けられる制度。

こう考えると、日本の**国民健康保険は非常に恵まれた制度**です。お金がないから治療を受けられない、制限されるという人はいないし、医療費を払うことができなくて破産する人もいません。

そして受ける医療は、医師である私が考えうる限り最高レベルの医療です。もちろん例外はあります。心臓移植など、海外で手術を受ける方の場合です。しかし、これは医療費とか医療レベルの問題ではなく、移植する心臓が日本にないからです。

【国民健康保険は非常に恵まれた制度】

疾患により生計困難をきたすおそれのある方、経済的理由により医療を受けるのが困難である方に対し適切な医療を保障することを目的として、医療費などの支払いの一部、またはすべてを免除して診療をおこなう医療機関もある（無料・低額診療制度。社会福祉法第2条第3項第9号に基づく）。

2 保険適用はオール・オア・ナッシング
混合診療とは何か

ここまで、日本の国民健康保険制度についてざっと解説しました。それでは次に、本題の混合診療についてお話しします。

混合診療とは、国民健康保険を使って診察を受ける保険診療と同時に、自費診療（保険外診療）をおこなうことです。たとえば、

・虫垂炎（盲腸）の治療で入院したついでに、二重まぶたにする手術もしてもらう
・がんで入院中に、国民健康保険では認可されていない薬を使う

現在、このような**混合診療は禁止**されています。

【混合診療は禁止】

平成18年、あるがん患者が保険診療の「インターフェロン療法」と併せて、保険外診療である「活性化リンパ球移植療法」（リンパ球を取り出し培養して、ガン細胞を排除する活性を高めると謳う治療。およその相場は12回で400万円の自由診療）を受けたところ、すべての治療について自己負担を求められたため、「混合診療を禁じる法律的な根拠はないから、インターフェロン分は保険が使える」として提訴した。その結果、平成23年、最高裁は、国民健康保険が使える保険診療と適用外の自由診療を併用する「混合診療」を原則として禁じている国の政策は「適法」との判断を示した。そのうえで、保険診療分については保険が使える権利の確認を求めた患者の上告を棄却。患者の敗訴が確定した。

つまり、保険に収載されていない治療をおこなったり、薬を飲んだりするのであれば（保険外診療）、それらの費用を自費でやるだけではなく、本来公的医療保険が適用される検査、治療、薬などにかかった費用も保険請求できなくなります。

言い換えると、日本の国民健康保険では認可されていない、がんに効くといわれている薬を外国から手に入れて使うのなら、保険が利く治療費、入院費も全部自費で払ってくれ、というものです。

ちなみに、「保険に収載される」とは、ある医療技術、医薬品が国民健康保険に認められる、ということです。「保険に収載される」と保険が利くので、患者さんはその医療費の1割なり3割なりを支払うことになります。保険に収載されているものは『医科診療報酬点数表』という本に記載されています（現在、我が国において、私の知り得る限りの医療技術と医薬品がこの本に納められています）。

話を戻します。公的医療保険が適用される診療と適用されない保険外診療（自由診療）を組み合わせる混合診療は、本来なら保険が利く部分も含めて、全額自己負担になります。

このようにいうと、混合診療禁止とはずいぶん物分かりの悪い制度ではないか、「そんな硬いことを言うなよ」と考えられる方も多いのではないでしょうか。

混合診療をソフトクリームにのせるチョコレートやあめ粒のようなトッピングと

同じイメージで考えたとしたら、なおさらそう思うのではないでしょうか。

300円のソフトクリームに、50円のチョコレートと1000円のあめ粒をのせたとします。300円には国民健康保険が利いて3割負担（もしくは1割負担）です。しかし、チョコレートやあめ粒をのせたい人は、その分の料金に保険が利かなくても自分で払うのならいいのではないか（混合診療をやっていいのではないか）、と考えたくなりませんか。

混合診療の禁止とは、

「ソフトクリームを食べる際に全額保険を利かせたければソフトクリームだけを食べてください。チョコレートやあめ粒をのせたければ、ソフトクリームにも保険が利きません。全額自分で支払ってください」

というようなものです。国民健康保険が利くかどうかはオール・オア・ナッシング。これが現在、日本でおこなわれている保険制度なのです。

3 混合診療が解禁されたら年収4000万円以上ないと満足な医療は受けられない

混合診療をソフトクリームのトッピングにたとえて話をしましたが、もちろん二つを同一視することはできません。それでは、混合診療とソフトクリームのトッピングはどう違うのでしょうか。

ソフトクリームのトッピングを選ぶにあたり、我々はこれまでに何度も同じ経験を繰り返しています。売り場で値段を確認し、選んで食べているから味も知っています。

つまり、我々がソフトクリームのトッピングを選べるのは、その値段が高いのか安いのか、どんな味がするのか、何種類トッピングすればだいたい自分が満足できるのかなど情報をよく知っているからです。

言い方を変えると、ソフトクリーム屋さんという売り手も我々買い手も、商品に関して同じ情報を持っている、共有しているという状態です。これを「情報の対称性」といいます。

医療の場合はどうでしょう。

病気にならないと、実際のところ病気のことは分かりません。また、病気は自分がなったり、病気になりやすい年代になったりしないと、病気に対して関心が持てないものです。

しかし、病気や怪我は突然やってきます。そのとき、我々にはまったく知識がありません。現在の国民健康保険制度では、知識がなくても問題なく医療を受けられます。では、混合診療になるとどのような知識が必要となり、どんなことが起きるのか、例を挙げて述べてみます。

昨日までぴんぴんして働いていた40歳のAさんが突然、倒れました。

救急車で病院に運ばれると、心臓が止まりそうなのでＣＣＵに担ぎ込まれました。

担当医は家族に、

「Ａさんは冠動脈閉塞という状態です」

と告げました。そして、次のような選択を迫ったのです。

「これから使うカテーテルを選んでください。10万円と50万円と１００万円のものがあります」

あなたはこう言われたら、どう答えるでしょう。混合診療ではこのような知識が常に要求され、選択を迫られるのです。

先述したソフトクリームのトッピングは、チョコレートやあめ粒、フルーツソースなどで金額も気軽に選べる範囲ですが、医療のトッピングはそれとは訳が違います。

ここでは１００万円のカテーテルを最高額の例として挙げましたが、ときに車や家を買うのと同じ金額になる治療もあります。

話を戻します。

「金額の違う3種類のカテーテルのどれを選びますか」

と聞かれたら、患者側はとりあえず、

「それぞれどこがどう違うのですか」

と尋ねることになるでしょう。

しかし、患者さんの心臓は止まりそうなのです。一刻の猶予もありません。実際の現場では担当医も、

「値段が違うだけのことはある」

としか答えられないでしょう。

医療機関には情報があるが、患者側には情報がないという状態です。これを「情報の非対称性」といいます。

つまり、医師にいろいろ具体的に聞きたいけれど、時間がないためほんのわずかな情報で、トッピング（治療）を選択しなければならない。このような選択を、病気や怪我になるたびにドタバタしなくてはならない。

それが混合診療解禁後の世界なのです。

混合診療が解禁されれば医療の選択の幅が広がるという人もいます。

しかし、売り手も買い手も十分に情報を持っているソフトクリームのトッピングと比べると、医療のトッピングは患者側がほとんど情報を持っていないので、常にドタバタすることになります。それ故、混合診療で患者さんの医療の幅が広がるとは決していえません。

医療の選択の幅は、医療機関と患者さんの有する情報が対称であるとき初めて広がります。しかし医療の場合、双方の情報はたいてい非対称なので選択の幅が広がるということはありません。

先ほど述べたように最善の治療を受けるには、ときとして車や家を買うのと同じぐらいの治療費を捻出しなければならないこともあります。それができる人は本当に限られてしまいます。私の予想では、年収4000万円以上ないと、満足な医療は受けられなくなるでしょう。

混合診療解禁後の世界を知りたいのなら、アメリカの医療実態を見るのがよろしいかと思います（正確にいうと、アメリカには公的な医療保険制度がないためそもそも混合診療はおこなわれておりませんが、本質は同じです）。

たとえば、医療問題をテーマとしたドキュメンタリー映画に『シッコ SiCKO』（マイケルムーア監督）があります。日本では、「テロより怖い、医療問題」というキャッチコピーで平成19年に公開されました。その映画の中で次のような人が登場します。

・医療費が払えず病院にかかれないので、自分で傷口を縫う人
・仕事中に誤って指を二本切断。指をくっつける手術費用が高くて（中指は60000ドル、薬指は12000ドル）、薬指しか接合できなかった人
・医療費があまりに高額で家を売却。子どもたちの家に世話になろうとして（アメリカでは自立した子どもと親が同居するという考えは日本よりはるかに希薄）、もめごとを起こす両親

混合診療が解禁されたら、この映画の登場人物と似た事例が日本でどんどん出てくるでしょう。

たとえ年収1000万円以上あったとしても、病気になったらあっという間に貧困になるということです。

4　今の日本の医療レベルはどうなのか
医師は一番使い慣れている道具で
治療をおこなっている

前項で混合診療が解禁されたら、例として、患者さんは3種類のカテーテルから選択を迫られるという話をしました。その話を聞いて読者の中には、

「そうしたら今の医療はどうなのだ。先の心臓病の場合、どのようなカテーテルが使われているのか。もっと良いものもあるのか」

と疑問を抱く方がいるかもしれません。

正直申しますと、じつは原稿をここまで書き進めるまで、私自身、今までそのような発想をしたことがありませんでした。

もっとも良い医療製品を使い患者さんを治療する。それだけを心がけてきました。それによって金銭面で患者さんを困らせたことも、トラブルになったこともありません。

今の日本の国民健康保険制度では、医療製品から医療材料まで保険でカバーしています。患者さんは治療を受けた際に、3割負担ならかかった医療費の3割を、1割負担ならかかった医療費の1割を支払います。

それに加えて、高額医療費還付制度（21頁参照）があります。繰り返しになりますが、ひと月に支払った医療費がおよそ6万円（注・所得によって前後する場合があります）を越える分に関しては還付されるわけです。

3割負担の方が600万円の治療を受けた。すると、窓口では180万円払わなくてはいけません。しかし、6万円を超える174万円は後日、戻ってきます。我々はそのような公的医療制度の下に暮らしています。

そのため、医療メーカーも自社製品が保険収載され広く使用されるよう必死に努力します。具体的には、厚生労働省に働きかけます。厚生労働省には保険収載にあたって審査する機関があるのです。

また厚生労働省には、我が国の医師など専門家を集め、新しい治療法、新薬、新しい医療製品について普段から調査、検討し、諸外国の値段と比較したりする役割があります。そして、医療メーカーや医療問屋と交渉し、彼らに応分の譲歩をさせ適正価格を決めていきます。

つまり、売り手と買い手、お互いが十分な情報を持ち、十分な時間をかけて交渉をやっています。

先の心臓病で患者側がカテーテルの種類を即座に選ばなくてはいけない状況とはまったくくちがいます。

そして、医療メーカーや医療問屋は保険収載された医療製品を医療機関に宣伝、売り込みにくるわけです。医療機関や医師はその中からもっとも適切なものを選びそれを使って医療をしています。

私の医師としての経験上、それで不足を感じたことはありません。

その時点で考えられる「世界最高のもっとも良い医療製品を使って患者さんを治療してきた」ものと自負しております。

「自負」と大袈裟なことを言うまでもなく、「当たり前のこと」だと思ってやってきました。

しかし、混合診療が解禁されたら、先ほどの、3種類のカテーテルから患者さん側が選択しなければならないという話からも分かるように、「世界最高のもっとも良い医療製品を使って患者さんを治療する」という「当たり前のこと」が崩れてしまうのです。

5 なぜ混合診療解禁の話がでてくるのか 国民医療費の上昇に歯止めをかけたい

安倍首相が、平成27年の通常国会で混合診療解禁の法改正をすると言いました。そこで、これまで混合診療というものはどういうものなのか、説明してきましたが、そもそもなぜ混合診療を解禁しなくてはならないのでしょう。

その理由は明確です。

平成24年度の**国民医療費**（公的な医療保険と税金、患者の負担を合算したもの）は39兆2117億円です。これは前年度の38兆5850億円に比べ6267億円、1・6％の増加となっています。人口一人当たりの国民医療費は30万7500円、前年度の30万1900円に比べ1・9％増加しています。そして平成25年度、

40兆6１０億円となり、初めて40兆円を超えました（厚生労働省調べ）。

【国民医療費】

国民医療費は、医療機関における保険診療の対象となり得る傷病の治療に要した費用（当該年度内）を推計したもの。先進医療、選定療養（入院時室料差額分、歯科材料差額分など）、不妊治療における生殖補助医療、正常な妊娠・分娩、予防接種などの費用は含まれない。

政府としては毎年増加を続けている国民医療費に歯止めをかけたい。これが混合診療を解禁する狙いです。

それでは、混合診療を解禁すると、なぜ国民医療費に歯止めがかかるのでしょう。それは、新しい医療技術や薬を保険収載する必要がなくなるため、患者さんが最先端のより良い医療を受けようと思ったら、自己負担の枠をどんどん増やすしかなくなるからです。

それどころか、政府は公的医療保険からの支出を減らすため、現在保険が利いているＭＲＩ、人工透析、ＰＥＴを保険収載から外し、さらに患者さんの自己負担の枠を増やそうとするかもしれません。

「保険収載から外す」というのはいったいなんのことなのか、それについては後ほど詳しく述べますが、いずれにせよ混合診療が解禁すれば、医療における自己負担額は急激に膨らみます。

その結果、公的医療費の負担は減らすことが可能となるでしょう。

【ＭＲＩ（Magnetic Resonance Imaging）】

ＭＲＩとは、核磁気共鳴現象を利用して生体内の内部の情報を画像にする、核磁気共鳴《かくじききょう》画像法《めいがぞうほう》のこと。

人体の各部臓器の状況を知るために医療の現場で広く用いられている。ＭＲＩは保険収載されており、ＭＲＩ検査を受けると3割負担で８０００円前後かかる。

【人工透析】

人工透析《じんこうとうせき》とは、腎臓の機能を人工的に代替する医療行為のこと。腎臓は血液中の老廃物を濾過して、体外に尿として排泄する作用を担っている。腎臓が機能不全に陥った状態、つまり腎不全になると、血液中に老廃物が溜まり尿毒症という危険な状況になる。そのため、腎不全の患者には、外的な手段で血液の老廃物除去をおこなわなければならない。

人工透析は週3～4回おこなわれ、要する時間は1回あたり3～4時間。費用は3割負担で1ケ月約40万円前後かかる。

このように人口透析治療の医療費は高額であるが、現在の日本では患者の経済的な負担が軽減されるように医療費の公的助成制度が確立している。ちなみに、平成26年末現在、人口透析患者は日本に約32万人いる。

【PET（Positron Emission Tomography）】

PETとは、陽電子放射断層撮影のこと。がんの早期発見のため、特殊な検査薬で「がん細胞に目印をつける」というのがＰＥＴ検査の特徴である（がんがあると、画像上でがんが着色される。がんがなければ、着色された画像は得られない）。そのためＰＥＴにより従来の検査と比べ、ずっと小さな早期がん細胞まで発見することが可能になった。健康診断を目的としたＰＥＴ検査は全額自己負担となり、その金額は医療機関が自由に設定できる。

ＰＥＴ検査が健康診断の一環としておこなわれる場合、ＰＥＴ検査だけのものもあれば、血液検査を加えたもの、ＭＲＩを盛り込んだものまでさまざまなコースが用意されている。料金は医療機関に問い合わせる必要があるが、だいたい9万～15万円程度かかる。

ＰＥＴは平成22年に保険収載され、がんの早期発見のためのＰＥＴ検査には国民健康保険が適応される。健康保険が適応された場合の検査費用は7万５０００円なので、3割負担の人は2万２５００円かかる。

6 なにが本当の問題なのか見えにくい
医師、患者、医療政策者
それぞれの立場で異なる混合診療の意見

さて、新聞などのマスコミは混合診療の解禁についてどのように報道しているでしょうか。

医師、患者、医療政策者、それぞれに賛否両論があり、マスコミはそれらを両論併記する報道をします。その内容をまとめると概ね以下のとおりです。

しかし、ご覧いただけると分かるように、その内容は多岐にわたり分かりにくいところがあります。

〈医師〉

●**反対**　医療は社会の共通資本である。所得によって医療が選べるということになると医療格差が生じてしまう。また、保険診療の範囲を縮小させるおそれがあることなどを理由に、日本医師会は早くから混合診療への反対を表明してきた。

●**賛成**　しかしその一方で、現場の医師の中には、患者の「海外では認められているが日本では認められていない薬や治療を試したい」という要望に応えたいと思う者もいる。その場合、現行制度のもとでは保険診療と保険外診療をわざわざ別の日に実施しなければならず、治療の分断を招いている。患者さんにも何度も病院に通ってもらわなければならないので解禁を求める。

〈患者〉

●**反対**　保険が利かない新薬や新しい医療技術でも、いったん先進医療（51頁参照）に指定されれば、現在でも混合診療で治療が受けられる。混合診療が解禁されると、先進医療が保険収載されにくくなり、かえって新しい医療の保険適用が遅くなるのではないか。だから混合診療には反対する。

●**賛成**　その一方で患者の中には、治療の選択の幅が広がることを期待して、混合診療の解禁を求める意見がある。

〈医療政策者〉

●**反対**　公的保険制度の主旨に沿って、自己負担額が増える混合診療ではなく、保険適用の範囲を拡大するべきだ。

●**賛成**　医療政策の面からみた場合、健康保険制度の財源が逼迫していることから、混合診療の範囲拡大で保険財政を安定させるべきだ。

このように、それぞれの立場において賛否両論あるのですが、これを読んだだけではいったい何がポイントになるのかよく分からないというのが、みなさんの正直な感想ではないでしょうか。

「混合診療解禁には良い点もあれば悪い点もあるのかなあ」

というぐらいの印象でしょう。

医師である私から見ると先述の賛否の真意は分かるのですが（たとえば、医師の賛成意見について。151頁参照）、要点をぼかした書き方です。混合診療の解禁にはこのような報道が非常に多いです。

しかし、本書を読み終えたらこのような記事の真意を、みなさんは明らかに理解できるようになるでしょう。

7 患者が医療情報を集めて治療効果を判定できるのか。混合診療の解禁で、保険収載されていない治療が増加する

混合診療に反対する立場には、次のような意見もあります。

「混合診療を認めたら、効果や安全性が認められていない診療を過剰に上乗せして、患者から高い自由診療費をとろうとする病院が目に見えて増えるだろう。だから反対だ」

この意見に対し、一人の医師としてコメントすれば、医師はあまりこのような考え方はしません。しかし、医師の「思い込み」により似たようなことが起こり得ます。どういうことでしょう。

医師の「思い込み」とは、

「保険収載はされていないがこの治療は有効だ」

と医師が信じている場合です。

我々医師は、大方のケースでは保険収載されている中から治療を組立てて医療を実施しています。その医療が有効かどうかということは非常に難しい判断であるため、現在では、専門家の意見や今までのデータを取りまとめ、保険収載するかしないかを決めているのです。

つまり、保険収載されたものは、ある意味で公に認められた医療だということができます。そのことを踏まえ、しかしそれを鵜呑みにすることなく、医師一人ひとりが吟味して、責任を持って患者さんの治療に当たっている訳です。

混合診療が解禁されれば、このようなことが一般的ではなくなります。だれも効果を認めていないのに、限られた医師だけが「効果がある」と思い込み、実施される医療が蔓延《はびこ》るでしょう。

たとえば、「活性化リンパ球移植療法」というものがあります。これは、がん患者のリンパ球は弱ってしまいがん細胞の攻撃に役立たなくなっているので、この患者のリンパ球を取り出し、体外で再活性化し、患者さんの体内に戻してがん細胞を撃滅しようという治療です。

この治療は、私が学生だった昭和60年代から平成の初め頃にかけて、がん治療の新たな可能性を求めて全国、いや全世界的に盛んに研究がおこなわれていました。そして、長い研究と試行錯誤の末、現実的な治療効果が否定されました。したがって、保険収載もされていません。

しかし、今でもこの治療をおこなっている医療機関は全国にいくつかあります。もちろんその場合、患者さんによる全額自費診療です。私が聞いた話では、およそ400万円ほどかかるようです。

おそらく、この「活性化リンパ球移植療法」を実施するにしても、かなり高額な医療機器が必要でしょう。それを病院の設備として購入すれば、言葉は悪いですが「元を取る」ためにそれを使わなくてはなりません。

もっとも、この治療を実施している医師は未だに効果があると信じています。だから、自分の患者さんで「適応のある」と考える人に勧めるわけです。

その場合、金額を考えて断ることは患者さんの自由ですが、金額はさておき、的確な医療情報を集めてその治療効果を判定することが、患者さんの立場で果たして可能でしょうか。

混合診療が解禁になれば、繰り返しになりますが、「保険収載はされていないがこの治療は有効だ」と医師が「思い込み」、実施されてしまう治療が著しく増加することは間違いないでしょう。

その結果、この手の治療の情報が本や雑誌、インターネットなどで流布されるでしょう。しかし、それらの情報をきちんと分析して、治療効果を判定できるのは、その領域を専門としている医師でなければ不可能なのです。

8 優れた治療は保険適応するべきなのに もしも混合診療が解禁されたら 新しい医療技術、新薬は保険適応されない

それでは混合診療のポイントとはなんでしょう。

これから要点を言います。この本でもっとも言いたいことです。

混合診療が解禁されると、これからの新しい医療技術、新薬は、一部例外があるかもしれませんが原則、保険が適応されません。いや、今後一切、新しい治療に保険が適応されなくなる、そう考えたほうがよいでしょう。

これが、混合診療が解禁された場合、本当に問題になるところです。

「いや、優れた治療なら積極的に保険適応するべきではないか」

そう考える国民が大多数だと思いますが、その思いはかなえられません。混合診療とはそのようなものです。

優れた治療なら積極的に保険適応するべきではないかというのは、当然の考え方です。そうであればこそ、現在でも「先進医療」という制度があるのです。

これは、最先端の医療を、厚生労働省が指定した医療機関でのみおこなうものです。保険が適用されない最先端の医療については実費（全額自己負担）ですが、それ以外は保険診療との組み合わせでおこなう「混合診療」が可能というものです（混合診療は現在、全面的に禁止されているわけではなく、一部は解禁されているという状態なのです。もちろん、施設基準などの制約付きですが）。

そして、その医療が有効なものと確認されればなるべく早急に保険収載していくという制度です。つまり、

「混合診療でやっていても優れた治療なら積極的に保険適応するべきではないか」ということは、すでに実施されているのです。

9 よほど大きな政治決断か国民運動が起きたら新しい医療技術、新薬が保険収載される

「混合診療が解禁されると新しい医療技術、新薬は、原則、保険が適応されない」という著者の説は一応分かった。

しかし、本当にそのようなむごいことが現実としておこなわれるものなのか。我が国にそのような実例はあるのか。外国でそのような例はあるのか。

このように話を展開すると、ではまず、「アメリカの実例を挙げましょう」といきたいところですが、先述したように**アメリカには公的な医療保険制度がない**ので、そもそも混合診療はおこなわれておりません。

原則、民間の医療保険に加入できない人は無保険状態の自費診療です（ですから、

病気になってもおいそれとは病院にいけません）。

【アメリカの医療保険制度】

アメリカには公的医療保険制度がない。そのため、アメリカ国民は民間の医療保険を買うことになるが、アメリカ国民の実に25％に当たる人が医療保険に入ることができない。また、医療保険に加入したといっても、あくまでも「民間」の保険なので、必ずしも支払われるとは限らない。

民間の医療保険はいろいろなグレードに分かれていて、その制度は複雑怪奇だ。そのようなものに医療保険のすべてを任せてしまったら、大変なことになる。実際、病院で巨額の治療費がかかったが、後で保険が利かないことが分かり、治療費を支払うために家を売らなければならないということが頻発している。

そこで、日本の歯科診療を例として挙げます。

我が国の歯科診療はいろいろ紆余屈折あるのですが、昭和51年から事実上、混合診療となりました。

以来、開発された新しい医療技術は保険収載されていません。従って、**インプラント**も歯列矯正も自費診療のままです。保険点数も混合診療が導入されて以来、上がっていません。

ただ、民主党が勝利して「政権交代」がおこなわれた平成9年の衆議院選挙で、歯科医師会は今までの自民党支持を急に翻して民主党を支持しました。その「お礼」なのでしょうか、ほんの数項目の新しい技術が保険収載され、わずかばかり**保険点数も上がり**ました。

ある意味これは、非常に「異例」のことであったと関係者には捉えられました。私の記憶する限りにおいては、昭和51年以来、このように保険点数が上がったことは初めてだったように思います。


【インプラント】

歯科インプラント。失った歯を補う治療の一つ。ネジのような外見の人工歯根を、歯を失ったあごの骨に埋め込み、その上に人工の歯を取りつける。インプラント治療は健康保険が適用されない。費用は1本35万円～45万円ほどが相場とされている。

【保険点数が上がる】

胸部のレントゲンを撮影すると○○点、注射をすると○○点、抜歯をすると○○点などのように、細かく保険点数は決められている（詳細は、先に述べた『医科診療報酬点数表』という本に記載されている）。この点数に10をかけたものが、医療機関に入るお金となる。

患者さんはその金額の3割なり、1割なりを医療機関の会計で支払う。「保険点数が上がる」ということは、この値段が上がるということ。つまり、患者さんの負担も上がるし、医療機関の収益も上がることになる。一般に保険点数は、物価と連動して決められると言われている。

次に外国の例を挙げましょう。韓国です。韓国には国民健康保険制度がありますが、それは1980年代中盤にできたものです。できた当初から、韓国の場合は混合診療でした。そして、当時の医療を保険収載しましたが、それ以降の新しい医療は自費診療です。

保険診療と自費診療の組み合わせですから、紛れもなく混合診療であるわけですが、現在、韓国ではどのようなことが起こっているでしょうか。

やはり制度開始以降、なかなか新しい医療技術が保険収載されません。というか、ほとんどされません。新しい医療や新薬は自費診療でやってくれ、というわけです。日本では保険が利くエコー検査も、韓国では自費診療でした。したがってがんなどにかかり、医師から、

「**エコー検査**が必要です」と言われても、

「治療はもうけっこうです。お金が払えないから」

と言う患者さんがたくさんいたのです。

さすがに、「この状況はひどい！」と韓国国民の問題意識が高まり、数年前に、やっとエコー検査が極めて厳しい条件付きで保険収載されました。

まだまだ日本でエコー検査を受けるようなわけにはいかないようです。

【エコー検査】

超音波を対象物に当ててその反響を映像化する画像検査法で、エコー検査、もしくは超音波検査ともいう。主に、胎児の成長や腹部の検査に用いられていたが、最近は格段に精度が上がり、医療の幅広い分野において用いられている。

つまり、これらの事例から分かることは、混合診療が解禁されたら、よほどのことがない限り新しい医療技術、新薬が保険収載されることはないということです。「よほどのことがない限り」と敢えて申し上げましたが、「よほどのこと」とはなにか。

それは、

「よほど大きな政治決断か、大きな国民運動が起こった場合、保険収載の可能性が生じる」

ということです。

10

30年前に混合診療が解禁されていたら
お金持ちはカテーテル手術
お金のない人は保険適用の開胸手術

ここまでお話ししても、

「でも医療財政は逼迫している。現在の医療水準でも満足できるほどなのだから、混合診療で新しい医療技術、新薬が保険適応されなくてもやむを得ないのではないか」

そう考える優しい御仁がいらっしゃるかもしれません。

そこで、医療の進歩というものはどのようなものか説明致します。

私が医師免許を取得して医師になったのは、今から約四半世紀前。昭和62年のことでした。

このころの医療のレベルはどうであったかと言いますと、CTは数年前に発明されたばかりでまだまだ珍しい器械でした。

MRIはまだ使われていません。医師になったその年の夏ごろに、日本で初めて北海道札幌市にある脳外科の専門病院、中村記念病院に導入されました。ちなみに、私が担当していた患者さんを札幌医大病院から中村記念病院までお連れして、MRIを撮っていただいたことが何度かありました。

【CT（Computed Tomography）】

CTとは、コンピュータ断層撮影のこと。放射線を利用して人体や物体を走査し、コンピュータを用いて画像を再構成する技術、またはそれを利用した検査のこと。

次は心臓手術に関して、です。心臓の冠動脈が閉塞すると心筋梗塞になりますが、この場合、現在の手術法はカテーテルを上腕動脈か大腿動脈から入れて、閉塞した部位で風船のようなものを膨らませ、血管を拡張させます。手術の翌日、患者さんは家族と話ができます。そして手術後、1週間か10日くらいで退院します。それが一般的となりました。

これに対し、私が医師になったころはどうだったかと言いますと、冠動脈閉塞による心筋梗塞の治療は開胸手術しかありませんでした。開胸して心臓を見ながら、詰まった冠動脈を取り除き、足から血管を採取し、これを移植する手術が広くおこなわれていました。手術後はＣＣＵかＩＣＵのような集中治療室に入り、徹底的な医療管理下におかれます。

つまり、かなり危険度の高い手術だったのです。それから比べると、この治療はとても進歩したといえます。

尿管結石の治療も進歩しました。かつて、この治療はお腹を切開する手術療法しかありませんでした。そこで、お腹を切らないで治す治療法がいろいろと研究されました。

そのような試行錯誤の中、ある国際学会でドイツの医療グループが、現在の超音波を用いる破砕医療術を発表したのです。このとき、学会の会場は満場総立ちで拍手の渦になったといわれています。

日本で最初に体外衝撃波破砕装置（ＥＳＷＬ）を導入し、尿路結石治療を始めたのは札幌の三樹会病院です。昭和59年、私が医学生だったころのことです。

現在、尿管結石の手術というのは、この超音波破砕術が一般的なものとなりました。

つまり、この30年で医療はこれだけ進歩したのです。

ここで改めて申し上げたいのは、もしも30年前に混合診療が解禁されていたとしたら、ざっと以上に述べた医療は保険対象外となり自費診療となっているだろうということです。

お金のある人は冠動脈閉塞による心筋梗塞になっても、カテーテル手術を受け、翌日にはお茶くらい飲めて家族とも面会できる。１回当たりの医療費はだいたい５００万円。内訳は入院費には保険が利いて10万円～20万円。手術費がカテーテル代を含め４００万以上という感じです。

お金のない人は保険適用の開胸手術を受け、その直後から集中治療室で苦しい濃厚な治療を受けなくてはいけません。尿管結石の治療においても同様です。

11
恐ろしすぎる混合診療の未来予想
保険収載されていた医療や薬が除外される

薬に関しても、30年の間にさまざまなものが使われるようになりました。一年一年で見ると大したことはありませんが、30年も経つと当時では考えられなかったほど医療の可能性が広がっています。

たとえば、リウマチ治療では最近、生物学的製剤という新しいジャンルの薬が続々と開発されて非常に注目されています。ただ、その薬はすごく高い。

現状は保険が利きますがそれでも、1ヶ月薬を使用した場合、3割負担なら約5万円。家計的にはかなり痛い金額でしょう。

それが混合診療になると保険が利かず、15万円くらいの出費になります。15万円というのも厚生労働省が製薬メーカーと交渉した結果の値段で、交渉がなくなればもっと高くなります（自費診療の範疇に入る薬の値段や診療費の水準については、国が一切統制しないので非常に高額になる可能性が高い）。

この薬の場合、30万円から45万円になると思ったほうがいいでしょう。それを何ヶ月も治療したらどうなるでしょう。しかもリウマチは快癒するまで長くかかります。患者さんは皆、必死です。救われたいのです。痛いのはいやだし、死ぬのももちろんいや。月30万の治療費を捻出するため、真剣な話し合いがご家庭でおこなわれるのは目に見えています。

ところで、なぜ私はここで、現在保険収載され、保険が利く薬を混合診療になったらと仮定の話をしているか、お分かりになりますでしょうか。これは、

「混合診療になったら新しい医療技術、新薬は保険適応されないという著者の説は分かった。しかし、すでに保険収載されている医療技術や薬に関しては関係ないのではないか」

そう思っている方のために、私の未来予想を述べているのです。

実際のところ、混合診療が解禁された当初は、今まで保険に収載されている医療や薬はとりあえずそのまま保険収載され続けると思います。しかし、徐々に保険から外されるものがでてくるでしょう。

大事なところなので、さらに詳しく言います。

つまり私は、混合診療が解禁されたら、新しい薬が保険収載されないだけではなく、リウマチやがんの新薬のように画期的な薬は、例え現在保険収載されていてもいずれ保険適応除外という扱いになり、全額自己負担になるかもしれないというように読んでいるのです。

ひょっとすると人工透析、ＭＲＩも保険から外れる可能性もあります。

「いくらなんでも、そこまではやらないだろう」

そう思いたい気持ちは分かりますが、

「人工透析が保険から外れるなんて考えられない」

とお考えの方に、実際にイギリスのサッチャー元首相がそれを実行したことをお伝えておきましょう。

保守的かつ強硬な政治的姿勢から鉄の女の異名をとったマーガレット・サッチャーは、1979年から1990年までイギリスの首相を務めました。

それまでイギリスは、「揺りかごから墓場まで」という手厚い福祉国家でしたが、それに国民が甘えてしまい国力が低下してしまった（俗にいう「イギリス病」）とサッチャーは考えました。そこで、彼女は福祉を縮小して財政の健全化を計ろうとした訳です。これには当然、反対派がでてきました。

しかし、1982年の**フォークランド紛争**で勝利したサッチャーは国民の絶大な支持を集め、福祉の削減政策を実施します。

その中の一つが、60歳以上の人工透析の患者に保険を適応しない、という政策でした（だからといって、突然保険を切られた訳ではなく、医師の証明があれば、継続は可能だったのですが）。

【フォークランド紛争】

1982年、イギリスとアルゼンチンとの間で、南米の最南端、大西洋上のフォークランド（アルゼンチン名はマルビナス）諸島の領有を巡りおこなわれた紛争のこと。東西の冷戦中に、近代化された西側諸国の軍隊同士による初めての紛争で、2ヶ月余りの激戦の末、イギリスが勝利した。

しかし、これを境に世論がガラリと変わりました。

それまで「揺りかごから墓場まで」という手厚い福祉の中、「老人にも普《あまね》く医療を施そう」という世論だったのが、「老人だから医療は我慢して節約するのも当然だ」というものに変わっていったのです。

結局、医療全般が毀損され、がんになっても検査を受けるのに3ヶ月、手術をするのに数年待つようなことになりました。がんになって手をこまねいていたら、そうこうしているうちに、がんが体中に広がってしまいます。

ですから、金銭面に余裕のある人は、全額自費ですがイギリス国内の私立病院で治療を受けたり、わざわざフランスにいって治療を受けたりしています。

今、これを是正しようとイギリス政府はいろいろやっていますが、一度毀損《きそん》された医療体制を復旧するのはなかなか難しいようです。

フォークランド紛争に勝利した高揚感の中で決められたサッチャー元首相の政策が、国民の暮らしに大きな影響を与えたことがお分かりになったのではないでしょうか。政治家の決断とは、ある意味で非常に怖しいものですね。

ここで話をまとめます。混合診療になると新しい医療技術、薬が保健収載されなくなります。

もちろん、例外はあるでしょう。しかし、同時に、今まで保健収載されていたものが外される、という可能性も同時にあるのです。

そうなると、新しいものを保健収載するどころの話ではなくなります。混合診療になるとそのような厳しい世の中になります。

12

総合医（家庭医）制度はどこに問題があるか
医師は突き詰めると技術屋
何ができるかはっきり分からない医師は悲しい

混合診療の解禁と並ぶ、医療制度改悪案についても、ここで述べておきましょう。イギリスの医療制度は、日本とはずいぶん違います。病気をしたとき、まずその地域で指定された「家庭医」の診療所にかかります。そこで、風邪から簡単な外傷まで診てもらうことになります。そして、その「家庭医」が手に負えなくなったときに、大きな専門病院を紹介されます。つまり、「家庭医」が「ゲートキーパー（門番）」として機能して、患者さんを振り分ける役割をするのです。

スムースに振り分けがおこなわれるとよいのですが、いつもそうできるとは限りません。いきたい医療機関にいけないのは、患者さんにとってかなりフラストレーションになります。

それに対して、日本は保険証一枚で、どこの医療機関でもかかることができます。みなさんはそのことを、当たり前に思われているかもしれませんが、世界を見渡すと、夢のようなすばらしい制度なのです。

にもかかわらず、日本の政府関係者には、イギリスの「家庭医」に「ゲートキーパー（門番）」をさせる医療制度が、医療費の節約につながるように見えるらしく、導入を精力的に進めようとする人が少なくありません。

しかし、私に言わせれば、ただの二度手間、三度手間になり、逆に医療費がかかります。

実際にこのようなゲートキーパーの制度を取っているアメリカ、イギリスは日本よりも医療費が高いのです。

そして、患者さんはいきたい医療機関になかなかいけないので、非常に使い勝手の悪い制度です。

それでも、イギリス型のゲートキーパー型、家庭医の制度をあきらめきれない厚生労働省は、「総合医」という言葉を作り上げました。実際には「家庭医」なのですが、名称をコロコロと変え、最終的に「総合医」に落ち着きました。

その業務内容は、とにかく何でも科を問わず通り一遍診療できる、難しいケースは専門医に紹介すればよいというものです。これは、医師を30年やってきた自分の経験から見ると総合医の育成自体が最初から無理なことだと思っています。

診療科は現在、内科、外科、整形外科、脳外科、胸部・心臓外科、眼科、皮膚科、産婦人科、泌尿器科など多岐に渡っていますが、それらは一つひとつが学問大系なのです。

関連する知識が集まって、一つの診療科を作っています。ですから、それに沿って学んでいくのが一番効率良く、結果的に医師一人で一つの科しか診療できません(ただし、関連する二〜三の科、たとえば整形外科とリハビリテーション科、もしくは内科とリハビリテーション科などなら一人の医師で無理なくできる)。

つまり言いたいことは、総合医のように各科の初歩的なものをすべてマスターするのは勉強や研修するうえで、著しく非効率であるだけでなく、患者さんに受け入れられる水準の医療にはならない、ということです。

いわゆるただの腰痛を知るためには、腰椎椎間板ヘルニアや腰椎のがんも分からなければなりません。腰椎椎間板ヘルニアや腰椎のがんの手術に入って、手術を直に見て、初めてこれらを理解できる。そうすると自然に「ただの腰痛」も理解できるようになる。これが学問大系です。

実際、私も整形外科のクリニックをやっていますが、腰痛を例に挙げると、世間でいうところの「ただの腰痛で湿布」で済む症状はむしろ少ない。ですから、整形外科の専門医としていろいろなことを考えて診療に当たっています。

それでも政府厚生労働省が唱えた「総合医」は、最近では専門医の一つとして認められるようになりました。私は学生時代、

「何でもできる、というような人は、何にもできない人」

とよく口を酸っぱくして言われましたが、この総合医がそれに当たると思います。

しかし、今の学生に総合医は人気で、選択しようとする若い医師は多いと聞きます。なぜなら、総合医に要求されているのは各診療科の初歩なのですが、逆に学生からすると何でもできる医師に見えるようなのです。気持ちは分かりますがもったいないことだなあ、と思えてなりません。

政府は総合医の宣伝に一生懸命でテレビを通じて、「どこの科にかかったらよいのかはっきりとしない人が、いろいろな科を回っても治らず、あるとき、総合医に診てもらったら治った」という小話を放映したりしています（政府はこの手の世論誘導のようなものを時々するようにみえます）。

そのようなケースもないとは言えませんが、ごく稀。私には、おとぎ話のように聞こえます。

大多数の患者さんは自分の症状に応じて、いくべき診療科は把握できるのではないでしょうか。たとえ、どこの科にかかってよいか分からないという患者さんがいたとしても、該当しそうな診療科にかかれば、その科ではない場合でも適切な科を紹介してくれるものです。まして、診療科がたくさんある大病院なら受付のスタッフに相談すれば、適切に振り分けてくれます。

総合医に話を戻しますが、医師は突き詰めると「技術屋」です。しっかりした技術を持っていれば、飯を食っていける。逆に言えば、技術のない医師は何にもなりません。技術を身につけるためにはしっかりと勉強し、現場で修練しなければなりません。

総合医を目指しても、先に述べたように非効率な学びとなる恐れがあります。総合医は、ややもすると10年ほどいろいろやってみたけれど、結局何ができるのか分からない医師になってしまうことが多いのではないかと思います。

やはり医師として一人前になるためには、最初に消化器内科、循環器内科、整形外科、産婦人科、眼科といった一般に標榜されている基盤となる専門（基盤専門科といいます）をきちんと勉強してから、より広い観点でいろいろなことを勉強していけばよいと思います。

いいえ、そのやり方しかないでしょう。

たとえば、私は整形外科医ですから、整形外科のことをお話ししますと、やはり老人の患者さんが多い。神経内科的な患者さんも多い。認知症の患者さんもいれば、心療内科、精神科的な対処が必要な患者さんもいる。そのような類縁のものを学ぶとより広い視野から診療できる。わざわざ「総合医」とか言わなくても、実はすでにほとんどの医師がこのようなことをやっています。

脳外科医として積極的にメスを握って第一線の病院でがんばっていた友人が、脳外科のクリニックを開業しました。手術をすることはなくなりましたが、必要に迫られ、認知症に関してもかなり勉強されている。

医療とは、医師とはそのようなものです。

といいますか、今、大学病院や大きな病院で総合医として診療し、若い総合医の育成のため指導的立場にいる「総合医」の先生自身も、消化器内科、循環器内科、心療内科などしっかりとした専門をおもちです。

やはり危険なのは、最初から総合医を目指し各科を薄く広く勉強することです。繰り返しになりますが、これでは最終的に自分が何者であるか分からなくなる危険があります。こうなると医師である本人自身が悲しいものです。

私も学生のとき、整形外科を目指すか精神科を目指すか、かなり悩みました。最終的に整形外科を目指し、母校の整形外科の医局に入りました。最初は吹っ切れない思いもあり、辞めて精神科を勉強し直そうかとまじめに考えました。

しかし、周囲はどんどん私のことを整形外科医だとみなして動きますし（当時の私は半人前もいいところですが）、教授や助教授、先輩医師にいろいろ面倒もみてもらっているし、情に絡めとられとても辞めるとは言えなくなりました。

結局、思いを吹っ切るには1年半くらいかかったと思います。

そして3年目くらいになると、回りのスタッフ、看護師、レントゲン技師などが私のことを、どうやら一人前の医師と認めてくれているのではないかな、と思えるようになりました。そして自分自身、整形外科医としてやっていく意志が自然に固まっていきました。

このように人間というのは、職業人として一人前になっていくものなのでしょう。総合医、なんて方向に進んでしまうと、このような過程を踏めないのではないかと思います。

敢えて言いますが、総合医が日本で一人前に稼働できるとすれば、医療政策の大改悪がおこなわれることが前提です。つまり現在の、大学病院でも個人開業のクリニックでも、どこの医療機関でも保険証一枚でかかることのできるシステム（これをフリーアクセスといいます）が大幅に制限され、病気や怪我をしたら、まずは指定されている地域の総合医を受診しなければならないと決められたとき、初めて総合医が稼働します。

しかし、69頁でも述べましたが、患者さんにしてみると、総合医にゲートキーパーをさせる医療システムは、自分の望む医療機関にいけなくなってしまうので極めて使い勝手が悪い。

医療費の節約にもなりません。国民健康保険制度では保険証一枚をもって自分の目指す医療機関にただいけばよかったのに、ゲートキーパー制度ではお目当ての医療機関で診てもらうまでに、自分に割り当てられた総合医から始まって複数の医療機関を経由しなければならなくなり、余計に医療費がかかるでしょう。実際、このシステムを導入しているイギリスやアメリカのほうが、日本よりずっと医療費がかかっている現実からも明らかです。

その一方で、総合医にゲートキーパーをさせるシステムのメリットとして、お年寄りがいろいろな病院にかかり、重複して同じような血液検査を受けたり、MRIを撮ったりすることを防ぐことができる、とよくいわれます。たしかに、そのような効果もあるでしょう。

しかし、現在、老人保険(70~75歳)の負担が1割負担から2割負担になりつつあります。

すると、血液検査の患者負担がおよそ1000円から2000円に上がります。MRIの患者負担は、およそ3000円から6000円に上昇します。これは年金に頼って生活するお年寄りにはきつい出費ではないでしょうか。

実際、私は自分のクリニックの患者さんに血液検査など、今まで以上に注意深く提案しています(もちろん最近、血液検査をしていないか患者さんにお聞きしたうえで、です)。多くの医療機関でも、血液検査をするたびそのデータを患者さんに

手渡すようになりました

検査重複による無駄はフリーアクセスを制限する医療制度の大改悪をしなくても、現状、患者さんのコスト意識向上と医療機関の自発的な努力によってどんどん小さくなっているのではないでしょうか。

混合診療の解禁と並び、ゲートキーパー医療制度という大改悪に向けて政治的な試みが時々提唱されますが、実現はまず無理だと思います。

油断は禁物ですが、あまりにも患者さんに不便を強いるこの制度を強行に実現しようとしたら、まず政権が持たないでしょう。

13

医療は施し
日本の医療の質が高いのは
スタッフに志があるから

前項では、イギリスやアメリカで主として施行されている総合医（家庭医）制度の問題点を、総合医を目指す若い医師の方が納得のいく卒後教育を受けられることを祈念しつつ説明しました。

さて、現在、医療改革をしたイギリスの医療はどうなっているでしょうか（混合診療の解禁で揺れる日本の参考になるので、紹介します）。

ひと言でいえば完全に落ちぶれました。

かつて、イギリスの社会福祉制度は「揺りかごから墓場まで」と称せられるほど充実し、医療も無料でした。イギリス国民だけではなく、海外の留学生もこの恩恵に浴することができました。さらに、この社会福祉制度に魅せられ、たくさんの移民が流入しました。

その結果、どうなったか。たくさんの移民にまで手厚く福祉を施していては、さすがに財政が持ちません。

結局、財政破綻をきたし、サッチャー首相（当時）は大幅な公的医療費の歳出カットをおこないました。そして、病院スタッフの賃金もままならなくなり、志気の低下を招いてしまいました。

先に述べた、「がんの疑いがあるが、検査は3ヶ月後」というような状況は、病院スタッフの人手不足もありますが、病院スタッフの志気の低下も大きな原因でしょう（イギリスは1997年のブレア首相の時代から公的医療支出を増額し、国民医療の充実を計っていますが、一度失われた医療スタッフの志気はなかなか戻らず医療状況は改善していません）。

イギリスと日本はこのように医療制度が異なりますが、国家が負担する医療費は実はほとんど変わりません。

それでいて日本では、がんならば速やかに検査、手術など必要な治療を受けることができ、もちろん老人も普く人工透析などの治療を受けることができます。つまり、医療スタッフの志気が高いので、非常に質の高い医療が提供されているのです。

国家の医療制度というものは、本当に微妙なバランスの上に成り立っているものだと思います。

医療とは具体的に言えば、「施し」です。医療人が医療をおこない、病気や怪我で悩む患者さんが享受する。その医療に対し、いくらかの支払いが発生する。ただし、全額を患者さんが払うとなると辛い。そこで、公的にある程度負担するということがおこなわれていますが、そのバランスです。

もちろん、日本はこれからますます高齢化社会を迎えますので、医療制度改革が不可欠であるのは事実ですが、それは国民健康保険制度で保たれているバランスを壊す改革では決してありません。

第二章では、国民健康保険制度を崩壊させ、保険外の医療費を増加させようとする勢力などについて考えてみたいと思います。

第二章

国民健康保険制度を崩壊させ
自費診療を増加させようとする勢力

14 保険会社に内在する原理 患者さんと医師の共同作業を分断させる力の介入

52頁で、アメリカには公的な医療保険制度がないのでそもそも混合診療はおこなわれておりませんと述べました。

そのため、「混合診療が解禁されると新しい医療技術、新薬は原則、保険が適応されない」という事例としてアメリカの話をもちだすのはふさわしくないと思ったのですが、やはり混合診療解禁後の世界を考えるにあたって、アメリカを取り上げたいと思います。

といいますのは、アメリカは自費診療の国ですが、日本で混合診療がいったん解禁されれば、毎年毎年、医療の進歩とともに倍々ゲームで混合診療の自費診療分が増えていきます。

その結果、10年後、20年後には、自費診療と大差ない世界になります。よって、自費診療先進国、アメリカの以下の事例がそのまま当てはまるでしょう。

まず、人々は万一の病気や怪我に備えて保険を買う必要に迫られます。保険というものは若くて健康な人は入りやすいけれど、高齢者、現在病気である人、過去に大病を患ったという人は入りにくいものです。入りにくいとは単純に、保険料が高くなるということです。

保険に入ったからといって安心できません。保険の値段によって、保険適用される範囲も千差万別だからです。

病気になって治療した後、保険会社が「保険の適応ではない」と判断し、保険金が支払われないことだって珍しくありません。

そのような事態にならないよう、アメリカ人の患者さんは治療や検査をする前に保険金がでるかどうか、たいてい保険会社に確認していると聞いています。

しかし、32頁で紹介した医療問題のドキュメンタリー映画『シッコ S・iＣＫＯ』

には、インタビューを受けた女性が以下のような発言をしており、問題の根深さを認識せざるをえません。

「（交通事故にあったときの車の写真を見ながら）保険会社からの請求書に救急車は事前申請が必要と。いったい、いつ許可をとればいいの。救急車に乗る前？　意識が戻ったときに？」

つまり保険会社は、さまざまな免責事項を盛り込み、被保険者にお金を払わないですませようとしているのです。

そんな保険会社が、アメリカでは医療に大きく介入しています。もちろん、医療とは本来、医療機関と患者さんの共同作業で病気を治していくものであるはずですから、これは変な医療です。

実際、患者さんが先述のような確認をしたって保険会社の人がすぐに答えられるわけではありません。

彼らは診療内容に関する書類を作って（たとえば、この病気にＭＲＩ検査は必要か、血液検査は必要かという内容）、その書類を提携している医師に見てもらい、保険の条件をクドクド確認しなくてはならないので、時間がかかります。場合によっては、その間に、がんであれば転移してしまうかもしれません。まあ、医療を受けることなく患者さんが亡くなれば、保険会社はその分、きっと利益になるのでしょう。

社員の中に、会社に貢献するため患者さんに保険を使わせないような、気持ちの腐った人がいるとは思いたくありませんが、そのような原理（患者さんが保険適用されなければ儲かる）を内在した企業で働く人々が医療に大きく介入しているということは事実です。

患者さんは自分の病気を治したい一心で病院にかかる。医師も治すために最大限の努力をする。病気を治すというのは、本来患者さんと医師との共同作業です。しかし、そこに上記のような、ひょっとしたら患者さんと医師との共同作業を分断させるような力をもった人が大きく介入してくるとしたら、怖いことです。

15 保険会社のスタッフの判断ひとつで保険金が下りない医療の未来

保険の契約書の内容はすごく細かいです。それが細かい字でたくさん書いてあります。「日本の医療保険の免責事項」について、医師である私が思うことは、保険会社がその気になれば、ちょっとした契約の文章の解釈をして、保険の支払いを拒むことができるだろうな、ということです。

保険に加入する際、保険会社の職員は契約者にきちんと説明しなければならなくなりました。保険の契約書の中に細かい文字で書いてあるから払わない、というのは今では通用しません。

もっとも、これまでの日本の医療関係の保険は、入院したとき、手術したとき、怪我をしたとき、それぞれに保障する（たとえば、入院1日あたりいくら保障する、通院1回あたりいくら保障するなど）というように、ある意味で極めて単純な保険でした。

それはもともと、医療費は国民健康保険でカバーされているので、医療関係の保険は所得を補償するタイプのものでよかったからでしょう。

しかし混合診療解禁となれば、医療費そのものを直接カバーする医療保険に加入しなければならなくなります。

これは非常に複雑です。保険に入る際、保険会社の人がすべてを説明できるものではありません。ですから、保険会社のスタッフの判断ひとつで保険金が下りないということがたくさんでてくるでしょう。

逆に、保険の契約者が強気に粘り強く言ったから保険金が出たというようなこともでてくるでしょう。保険証一枚ですべての医療が受けられる今とはまったく異なった社会になるわけです。

「病気になんてとてもなれない！」

そんな強い緊張を感じた読者は多いのではないでしょうか。

しかし、いざ病気になれば救われたい。救われる方法があるのならどんなことをしても救われたい、そう思うのが人間です。

お金で救われるのなら、有り金すべてを払ってでも治療を受けようとするでしょう。そのようなとき、患者さんに、全財産をはたいてでも医療費を支払うという事態が生じるわけです。

16 医療の主人公は患者さんと医療機関だが混合診療解禁で一番儲かるのは保険会社

混合診療解禁によって、自費診療が拡がります。病気や怪我は突然にやってくるものです。また自費診療となれば、ベラボーにお金がかかるので、普段から保険をかけておかなければなりません。となると、混合診療解禁となって一番商機が拡がるのは、保険会社です。

医療の主人公は患者さんと、医療機関であることは言うまでもないことです。保険会社は役者でいえば脇役です。

しかし、この保険会社は大企業です。世界を股にかけて活動しているグローバル企業も珍しくはありません。情報力は相当なものだし、政治献金もたっぷりしている。政界、財界に人脈を張り巡らせ、自社および業界に有利な法律を作らせようと虎視眈々と狙っています。

そんな大企業が混合診療解禁の一番の旗振り役で、時の政治家を動かし、混合診療を解禁させたいと思っているのです。だから、安倍首相は平成26年に、来年の通常国会で混合診療解禁に向けて議論する、と言ったのです。というか、言わされたのでしょうね。きっと。

実際に保険業界の大物が社内の勉強会で、

「混合診療が解禁になったら、新しい医療技術、新薬を国民保険に組み入れてはいけません」

そう本音を漏らしたと、関係者から聞きました。

これはどういう意味でしょうか。新しい医療技術、新薬が国民健康保険制度に組み入れられて安く提供されたら、自分らが保険を組めないではないですか。

つまり、儲かる医療保険商品をつくることができないという、欲得まみれのみの発言ということです。

しかし、これが保険業界の本音なのです。

保険業界は、これまで生命保険やがん保険、自動車保険などでもう十分稼いでいるはずです。我々の医療の最後の砦である国民健康保険制度を壊してまで儲けたいのか、と憤りませんか。

保険会社の経営陣や幹部職は、巨額の報酬を得ているため、混合診療解禁になっても十分な医療を受けることができますが、社員たちはそんなことはありません。ひとたび、命にかかわる病気や事故による大怪我、難病、慢性疾患などが身にふりかかったら、収入や蓄えなどあっという間になくなります。

混合診療解禁となれば、塗炭の苦しみを味わうことは目に見えています。それでも保険会社に勤めているからといって、社員の人たちも、混合診療解禁に賛成なのでしょうか。いや、私は、彼らは賛成しないと思っています。

ここまで申し上げると、「混合診療で医療の選択肢が増えるのだ」という考えがいかに間の抜けた考えであるかお分かりでしょう。

17

日本を席巻する外資の保険会社
かつて日本の保険会社は
がん保険を売ることができなかった

日本で活動する保険業界の主力は今や外資です。

外国人が日本人の国民健康保険制度のことを心配する必要があるでしょうか。彼らは儲けのことしか考えていません。企業というものはそういうものなのかもしれませんが、米国で、欧州で、アジアで、アフリカでどれだけ儲けるか、それだけしか考えていません。

もはや、シェアを拡大し利益を上げるという企業本能で動いているに過ぎない、と言えるのではないでしょうか。

そのような日本国民のことを考えていない人たちによって、混合診療解禁がおこなわれようとしている、という現実を我々は知らなければなりません。

日本のがん保険が外資に席巻されたことを思い出してください。

1990年代、例によってアメリカの圧力に政治家が負けたのか、言葉を変えれば配慮したのか、いずれにせよ日本にがん保険などの医療保険を導入する際、日本の保険会社は医療保険参入をアメリカの保険会社に対して5年ほど遅らせられたのです。

これは非常におかしなお話です。日本国政府が、なぜ「公正な競争」をさせず、アメリカの保険会社にだけがん保険を解禁したのでしょう。その5年間、日本の保険会社はがん保険や医療保険を売ることができなかったのです。

市場参入が5年も遅れたら、その差は歴然です。日本の保険会社にとって致命傷なのでしょう。現在、日本の医療保険の分野は横文字の保険会社の独擅場《どくせんじょう》となっています。

さらに、平成26（2014）年から郵便局でアフラック（アメリカンファミリー）

という保険会社のがん保険を取り扱うことになりました。つまり、郵便局の簡保保険の販売網にアフラックの保険も載せて売ることになったのです。

突然です。これでアフラックは巨大なアドバンテージを得たことは間違いありません。日本の保険会社はさぞや驚いたことだろうと思います。我々、医療関係者も驚きました。これもアメリカに対する日本国政府の政治的配慮でしょう。

どのような筋の力によって実現できたことなのでしょうか。この決定の前年、アフラックの日本支社長が日米財界人会議の議長であったという事実があります。これがどれほど効いているのかは分かりませんが、おそらくこれだけのことを決めることができるのは、首相官邸とその周辺でしょうね。

18

簡単な医療経済学
もしも混合診療が解禁されたら
MRIの医療費は高騰する

ここで、混合診療が解禁されたら、医療の現場でどんな経営判断が下されるか、MRIを例にお話しましょう。

現在、MRIを1回撮影すると医療費として3万円かかります。3割負担の人は約1万円支払うことになります。

これは患者側からの見方ですが、経営者側からの見方を紹介しましょう。

診療所にMRIを導入したい場合、もっとも安いMRIを買っても、4000～5000万円します。また、MRIは強力な磁力を出しますので、それが周りに影響を及ばないように壁を特別にシールドしなくてはいけません。その工事でさらに4000〜5000万円かかります。結局、1億円近くかかるのです。

このような医療器械は、5年間のリースを組んで購入するのが普通です。つまり、5年間でペイするかしないかが、購入して利益になるかならないかの分岐点になります。実際、札幌で診療所を経営している私も、医療機器の償還期間は5年、というように考えています。

1億円を5年で割ると、1年間当たり2000万円。利子もあるので1年間2400万としますと、1ヶ月200万円くらいの売り上げを上げなくてはいけない。とすると、1ヶ月の実働日はおよそ20日ですので、1日10万の売り上げが必要となる。

しかし、本当は10万円では足りません。MRIのような精密医療器械には「保守点検料」というものがつきものです。簡単にいうと壊れたときの修理代や、定期点検の費用です。MRIは精密機械の中でも、特に高いです。年間700万円ともいわれています。

つまり、1日10万円の他に保守点検料を加味すると15万円くらい必要です。5〜

6人くらい撮影してようやく利益が出ます。

本当にお金の話ばかりですいません。医は仁術といわれていますギリシア文明の医学の祖であるヒポクラテスは、医者が金のことを考えるようになったら終わりだとも言っています。

しかし、MRIは現代医療の必需品。導入には、一番安いものを買っても1億円近くかかる値段の張るものです。ある程度、経営的な見通しが必要でしょう。結論をいうと、MRIを導入したら、1日あたり最低でも5人は撮影しなければならないということです。

ちなみに、1億円以上するMRIもあります。値段が高いのには理由があって、やはり性能が良い。細かい所まで鮮明に写るし、撮影時間も短い。そのような高価なMRIは大きな病院に主に導入され、さまざまな科の要請に堪えられるものです。

ここまで、医療機関と経営、それぞれの側からMRIを見てきました。

これを両者の関係で考えてみましょう。

MRIの撮影は1回3万円です。3割負担の患者さんなら支払いが1万円。1

割負担の方は3000円。この値段だから撮影しよう、と患者さんは判断されるのかもしれません。

ここで、仮に混合診療が解禁され、MRIが自費診療となり、3万円を払わなければならなくなったとします。すると、MRIを撮ろうという人は少なくなります。とても払えないという人が増えることでしょう。

混合診療解禁後、MRIを撮影する人がどんどん少なくなります。するると、医療機関側はそれでは成り立ちませんから、MRIの1回あたりの値段を高く設定せざるを得なくなります。1回当たり5万円、7万円、10万円と値段がどんどんあがっていきます。これが私の医療の未来予想です。実際、アメリカの医療費は年々、鰻登りに上がっています。

ちなみに現在、日本には、ヨーロッパにあるMRIと同じ台数があるといわれています。小さな無床診療所でもMRIを持っているところがたくさんあります。国民健康保険制度があればこそ、ここまで普及したのです。

混合診療では決してここまで普及しなかったでしょう。そして、MRI検査は大病院のみでおこなわれる高額な検査、ということになっていたでしょう。実際、日本以外の国ではそのような位置づけです。

いや、ＭＲＩ検査どころか、エコー検査でさえ3ヶ月待ち、という国は珍しくないのです。

19

TPPが成立したらいずれ国民健康保険制度が自由貿易を妨げる非関税障壁であると訴えられかねない

世界は狭くなりました。今やグローバル化の時代といわれています。グローバル化、（統一ルールに則った複数国間の）自由貿易、といわれると何か反対しにくいような雰囲気もあります。このような時代を覆う雰囲気というものは、どの時代にも見られるものです。

労働賃金や土地の安い中国や東南アジアなどで物を作って、パッケージまでして世界中に売りまくるというパターンは今や当たり前となりました。

ｉＰｈｏｎｅから食材までこのように世界的な規模で展開させ、値段を下げて売るというわけです。

このようなシステムをスムーズにおこなうには国境を越えて自由に貿易するということが必要となってきます。

21世紀に入ってから各国は活発にFTA（Free Trade Agreement＝自由貿易協定）、EPA（Economic Partnership Agreement＝経済連携協定）など自由貿易に向けた取り組みをおこなっています。

代表的なものはEU（ヨーロッパ共同体）です。ヨーロッパはひとつの国のように人と物の移動が自由になり通貨も統一しました。アジアでは韓国が米韓FTA、ヨーロッパ・韓国FTAなどを交わし、活発に自由貿易をおこなう範囲を広げました。

日本に関していえば、現在、TPP（環太平洋パートナーシップ）の交渉をおこなっています。

そして平成27年10月5日、大筋合意に達しましたが、自由貿易は良いことばかりではありません。むしろ非常に怖いものです。たとえば、日本の農業で考えてみましょう。

大規模農業経営をしているアメリカやオーストラリア、ニュージーランドと農産物の自由化をやったらどうなるでしょう。

それらの国々と日本では、肉、乳製品、野菜、果物からお米まで値段が違いすぎるので、国内の農産物は、ものによっては2～3年であっという間に彼らに駆逐されます。それは、外国の農家にとって市場が広がることを意味します。

逆に、国内の農家の廃業が相次ぎ、食糧が自給できなくなった国は、いずれ相手の言い値に近い金額で農産物を輸入しなくてはならなくなる。つまり、最終的に、日本人にとっては、高い農産物を買わされることになります。

そのため、TPPの交渉は難航しています。日本は農業を守りたいし、アメリカなどは農産物を売り込みたいのです。

それならば今まで通り、関税をかけたり輸入規制の調節をしたりなどやっていくべきではないでしょうか。わざわざ自由貿易など、「自由」どころか「窮屈」なルールを作って自国の産業を尻窄みにするようなことはもう辞めたらよいと思うのです。

現在、政治家や官僚がいろいろ話し合っていますが、結局自分の国で強い産業はなるべく相手にガードをさげさせて自由貿易に持っていき、弱い産業（日本でいえば農業）は関税や輸入量規制で守りたいということでしょう。

しかし強い産業も弱い産業も、時代で変わります。万事が目まぐるしく変わる現代です。5年たったらどうなっているか分かりません。

自分の国のある産業が弱くなり、自由貿易で他国の製品が流れ込めば、そこには廃墟や荒れ地、失業者の群れが生ずることになる。

どこの国だって独立国ならばこのような社会不和を引き起こさないために、関税や輸入規制で調節しているのです。

ただあまりにこのようなもので自国の産業を守ってしまうと、甘えてしまい、粗悪な製品や効率の悪いシステムができてしまう。

それゆえに、適度に締めて、適度に緩めて、外国と競合しながら自国の産業を育成するとともに失業者が出るのを未然に防ぐ、ということをおこなっていかなくてはいけない。

それこそが一国の貿易政策というものでしょう。これを機敏におこなわなくてはいけない。そして、それぞれの国が社会不和を引き起こさないように責任を持つことが大事でしょう。しかし、いったん自由貿易の協定を結ぶと、国内産業を保護することができなくなります。

実際、ＴＰＰにはいろいろと面倒な取り決めがあります。たとえば、関税を緩めたり、自由貿易を拡大したら、二度と関税を上げるとか、貿易の縮小を国家の裁量ですることができないというものがあります。後戻りのできない歯車ということで、ラチェット条項といわれるものです。

こんなものに拘束されたら、もはや国は、その国の貿易政策、経済政策を機敏に打てなくなります。まるで火力を調節できないストーブのような国家運営となりましょう。それは確実に国家の衰退をもたらします。

その他に奇妙で恐ろしい条項として、ＩＳＤ条項があります。外国企業がある国の制度が非関税障壁であると考えたら、それを訴えることができるというものです。裁判は世界銀行の中の機関でおこなわれ、裁判は非公開で控訴はできず、しかも英語でおこなわれるというものです。

日本では、国民健康保険制度を維持し、運営してくためにいろいろなことがおこなわれています。

たとえば、国が薬メーカーと交渉して薬の値段である薬価を決めているわけですが、ＩＳＤ条項があれば、外国の薬メーカーが「薬価が低過ぎる」といって、日本国を訴えることも可能になるのです。

そして、先ほど述べた非公開の何をやっているのか不透明な裁判で日本国が負けると国家賠償を支払うことになる。これはつまり日本の国家主権（ＴＰＰ参加国の主権も同様）の喪失ではないでしょうか。

このようなことがまかり通れば、薬価はベラボーに高くなってしまう。そうなると、国民健康保険制度は崩壊します。いや、国民健康保険制度自体が、自由貿易を妨げる非関税障壁であると訴えられかねません。ＴＰＰによって、国民健康保険制度が否定されることだってあるのです。

そもそも、外国企業が我が国で起業するのであれば、我が国のルール、法律、その他、紙には書いていない商習慣や伝統に従ってもらわなくてなりません。明らかな不利益があれば、我が国のやり方に則ってそれを処理していくのが筋です。郷に入れば郷に従えです。

それをあろうことか、自分の気に入らないことがあったら国を訴えて、アメリカにある世界銀行の裁判所で審議するというのは、かなり奇天烈なことです。

また、日本を訴えるような外国企業は、日本国民を訴えるのと同じことです。本来、国民に供するのが企業であるのですから、我々や日本の法律、習慣、伝統に牙をむくような外国企業など我が国に必要ありません。

農業から医療まで、問題だらけのＴＰＰ

本項の最後に、日本国民に百害あって一利なしのＴＰＰを以下のようにまとめます。

・ＴＰＰはここが悪い①——民主主義に反する

ＴＰＰの交渉は極秘におこなわれています。平成27年10月、大筋合意に至りましたが、国民経済に大きく影響を与える貿易交渉を、国民に秘密にして進めてよいのでしょうか。交渉が力強くおこなわれているかどうかを論点にして、交渉内容に肉薄しないマスコミに騙されず、私たちは「これは何か変だ」と思わなくてはなりません。

何が変なのかをひと言でいうと、民主主義の原則に反しているということです。ごく少数の人でコソコソやって、大筋合意したとか、合意したとか。それっていったい、何なのでしょう。日本は民主主義国家ですから、民主主義の原則を理解しない人は、政治の世界からは退場するべきでしょう。

・ＴＰＰはここが悪い②――いずれ物価が上がる

マスコミのＴＰＰ報道を見ていると、農業のことばかり話題になっていますが、農業でも基本的な知識をもってすれば、マスコミが報道しない未来予想ができます。

たとえば、酪農の王国は、オーストラリアとニュージーランドです。オーストラリアは地図を見ると大きな国（アメリカと同じくらいの面積があります）だし、ニュージーランドは日本よりも少し小さいくらいですが、国土は平地が多いので牧畜業には大変適している土地です。ところで、この二国の人口をご存知でしょうか。

オーストラリアは約2000万人、ニュージーランドは約450万人です。TPPで酪農業を大幅に自由化したら、価格競争力から日本の酪農業は数年で廃れるでしょう。そのとき、オーストラリアやニュージーランドは、自国の数倍の人口を有する日本（たとえば、ニュージーランドの25倍の人口）に酪農製品を常に安定供給できるでしょうか。

みなさん、直感を大事にしてください。私は無理だと思います。そうなるとどうなるか。TPPで自由化した結果、いずれ酪農製品は大幅に値上がりします。最近の歴史、そして世界の情勢をみると、不思議なことに自由化した物産は値上がりしています。自由化したら値段が下がると、メリットを吹聴する人がいますが、そのような話は眉に唾して聴くべきでしょう。

・TPPはここが悪い③—アメリカ主導の薬の特許権問題

TPPでは関係各国が国益をかけて厳しい交渉をおこなっているようです。交渉の内容は秘密なので全容は明らかではありませんが、医療の世界に漏れ伝わる情報に耳を傾けると、「薬の特許権」が大きな問題となっているようです。

薬の特許は約10年で切れるので、そのあとは同様の成分の薬を製造販売することができます。いわゆる、ジェネリック薬品です。これによって、薬の値段はかなり安くなります。

アメリカの薬品メーカーは薬の特許をたくさん持っているので、この特許の切れる期間をなるべく長くしたいという思惑があります。具体的には、特許期間を12年にしようといっているようです。

他の国は特許期間が短いほうが良いので、オーストラリアなどは5年に短縮しようといっています。それに対し、アメリカの要求は実は12年ではなくて、永遠に特許が続くようにすることを考えています。

一つの薬に関わる特許は一つだけではありません。複数の特許がかかわっています。つまりアメリカは、12年でそのうちの一つの特許が切れる、しかしあといくつもの関連した特許があるので、事実上、永遠にジェネリック品を作ることができないという状況を狙っているわけです。

アメリカが主導する薬の特許権の期間は、アメリカ以外の国にはデメリットだらけ。メリットなど一つもありません。こんなことに賛成したら医療費は高騰してしまいます。

漏れ伝わる情報では、なんと日本はアメリカのこの提案に賛成しているというのです。日本の製薬メーカーは、さほど薬の特許を持っていないにもかかわらず。不思議です。

補記　TPP大筋合意のニュースを聞いて

本書の原稿を書いている間に、TPPが大筋合意に達しました（平成27年10月5日）。そして、農産物や工業製品の関税が発表されました。農産品主要5品目（米、麦、乳製品、甘味資源作物、牛肉・豚肉）はどうなるかということが始終言われてきましたが、結局は誰がどう見ても関税の大幅削減となりました。

とてもではありませんが、TPPに参加するにあたり国会で定めて国会決議を守ったとか、聖域を守ったとか言える内容ではありません。しかし安倍総理は、「主要5品目は守った」と強弁しました。正直これには驚きました。政治家がこんなことを言いだしたら、その政治家は終わりだと思います。

さて、TPPにおいて非関税障壁の一つと見なされる懸念のある我が国の国民健康保険制度はどうなるでしょう。政府は「皆保険は守る」と言っていますが、TPP大筋合意による農産品主要5品目の趨勢《すうせい》を見ればわかるとおり、厳しく追及されたら守りきることはできないでしょう。しかし、「守った」と強弁するのでしょう。それが目に見えるようです。

言うまでもなく国民健康保険制度は「互助」の精神で成り立っています。患者、医師、医療機関がそれぞれに分を弁える。そして、そこにかかわる薬品メーカー、医療機器メーカー、保険業界も、それぞれが分を弁えて初めて成り立つ制度です。

にもかかわらず、自分だけがもっともっと儲けたいと、自分勝手なことをやり始めたらあっという間に崩壊してしまいます。国民健康保険制度は卵の殻のように脆弱なものです。

この卵の殻を守るのは、国民の代表である政府の重要な仕事です。しかし、

ＴＰＰに合意することは、いずれ国民健康保険制度を崩壊させることにつながりかねません。ＴＰＰに基づき、一私企業が同制度、あるいは同制度の一部を非関税障壁であると訴える可能性があるからです。

しかも、その裁判は日本国内ではなく、世界銀行の裁判所で、英語で、さらに非公開で、控訴も認められずおこなわれます。アメリカと密接な関係にあると考えられる世界銀行の裁判所において、日本の国民健康険制度が理解されるとみなさまはお思いでしょうか。

10月31日、東京の渋谷で、思い思いの仮装に身を包みハロウィンを楽しむ若者の姿がテレビに流れていました。お祭りを楽しむこともよいでしょう。

しかし、ＴＰＰ、それに大きく絡む国民健康保険制度がどうなっていくのかもきちんと見守っていきましょう。それは、私たち生活者の健康と命を守るために必要なことなのです。

20 有床の病院は利益率 1%
医師は16年間かけて
医療の哲学をたたきこまれる

今や、有床の病院は利益を出せるものではなくなりました。有床の病院の利益率は1%とよくいわれます。利益は極わずか。ここに患者さんが減少したり、診療報酬が引き下げられたりなどのマイナスが作用すると、利益がなくなり負債のみとなります。

今の日本の医療を、病院を経営する側から見ると国民健康保険制度によってがっちりと固められています。診療報酬はもとより、必要な医師、スタッフの数（外来患者○○人に対して医師○○人、入院患者○○人に対して医師○○人、看護師○○

人など）も厳格に決められており、蟻《あり》が入り込む隙間もないほどです。

病院を経営して生じる利益は多少前後するものの、最初から決まっています。さらに、医師不足、看護師不足も深刻です。このような状況で、有床の病院はどのようにしたら利益を出せるのか、私には分かりません。

２００床前後の中規模の病院の院長をしている友人がいますが、本当に大変そうです。利益率は先ほど述べたギリギリの１％くらい。これを下回るということは、倒産ということです。経営状況は２００床の病院も、大病院も似たようなものです。

また、病院というものは当直の医師をおかなくてはいけません。実は、医師の仕事の中でもっともきつい仕事は「当直」だと私は思います。医師不足で結局は何が困っているのかというと、当直医の不足です。

しかし、病院を動かす以上、当直医を毎日置かなければならない。結局、当直医がどうしてもいない日は院長が当直することになります。

私が見ていて思うのは、このような２００床前後の病院では経営責任のある院長が一番働いています。

私が生まれたのは昭和35年です。国民健康保険制度ができたのが昭和36年。池田勇人首相の所得倍増計画が発表されたのが昭和36年。戦争の傷跡が大分癒えて日本の復興、高度経済成長がこれから始まるというころでした。

それに続いて、日本で病院ブームが起き、私の親の世代にあたる医師が病院を建てました。このころ医師は、非常に羽振りが良かったようです。

しかし現在は、先述のような状況です。利益は薄皮のようで、仕事だけはきつい。私の知り合いでも親が200床くらいの個人病院を経営している人がいますが、多くの人は親の病院を継承しません。親の病院を継いでも辛いだけ、ということをよく知っているからです。

すると、そのような病院はどうなるかというと、地域の大きな力のある病院に買われるか、あるいは廃院するということになります。

ここ最近、10年ぐらい前からですと、医療機器メーカーが病院を買ったり、防犯警備の大手会社が買ったり、投資家（「ファンド」と呼ばれている）が買ったりするケースが多く見られるようになってきました。

このような方たちは私のような普通の医師では思いつかないようなことをいろいろとお考えなのかなあ、と思います。医療機器メーカーの場合は、自分の買った病院で自分の会社の医療機器を使う、防犯警備会社なら、病院を経営することによりいろいろな警備上のノウハウが入るのかな、とも思います。ファンドというのは私にはよく分かりませんが、やはり病院を経営することで利益を出したいのだろうと想像します。

昨今の政治的な動きを見ると、現政権も前の民主党政権のときもそうでしたが、医療を経済の成長戦略の柱と称しています。簡単にいえば、医療で金儲けをしよう、ということです。

それに対し、これまでは医療で利益を追求してはいけないとか、医療は金儲けの道具ではないというようなことがいわれてきました。実際、現在の医療法人制度の定めにも、医療法人は利益を追求してはならないと謳われています。

そういうと、医師（特に開業医）は利益を追求していないのか、結構な暮らしをしている者もいるのではないか、というご意見が出てくるでしょう。

たしかに、消費欲求は個人個人で差があるので、派手な生活をしている医師もいるでしょう。高級外車に乗りたい、高級時計を身につけたい、おいしい料理も好きだし、海外旅行にもいきたいというように。

そして、医師がそのようなことをするのはけしからん、と思う方は多いようですし、医師の中にそう考える方も多くいます。

しかし、医療における利益追求とはそのようなものではありません。企業の利益と、医師でベンツに乗っている人がいる、というのは、まったく同列に扱える話ではありません。この点だけははっきり言わせてください。

医師は、医師になるまでの間、医学校で6年間、医療の知識、技術を学ぶのですが、そこで同時にある哲学を徹底的に叩き込まれます。「医療は施しである」、この哲学をいろいろな場（たとえば、授業、クラブ活動、あるいは先輩医師との会話の中）で叩き込まれるのです。

さらに、そのあと10年くらい、病院という現場で医療の知識、技術を研鑽し、「医療は施しである」という哲学を体に浸透させるのです。つまり、医師は青春期という人間形成の重要な時期に、そのような学問を学んでいるのです。

一方の企業人というのは、利益追求の勝利者です。多くの人がビジネス界において成功を目指しますが、彼らはどうやったら利益を最大化できるかということに腐心し成果をだした、ほんの一握りの勝利者です。

彼ら企業人と医師はまったく違います。違った精神構造を持った人間だとつくづく思います。

これから、第二章の最後で述べたいのは、企業人が成長戦略、はっきりいうと利益追求として医療をやるとどうなるのか、ということです。医療でお金を儲けようとしたら、国が医療に公費としてさらにお金をだすか、あるいは患者さん個人が今以上にお金を払うしかないのです。

しかし、公費としてさらに国がお金をだすのは今の情勢では難しい……だから「混合診療解禁」でお金儲けしよう。企業人は、医師にはまったく思いもよらない発想でこのような結論に到達し、混合診療解禁のための方策を政府にいろいろ働きかけています。

その方策は、マスコミから大きく聴こえてくることもあれば、私のところにヒソヒソと漏れ聴こえてくるものもありますが、いずれにせよ、国民のことなどまったく考えていないものばかり。

若い時分の大部分を医学教育の習得、それと同時に医療哲学にどっぷりと浸かっていた自分からすると、会社の利益のために混合診療を推し進めたりする業界の人を見ると、非常に違和感を覚えます。国民はどうなってもよいのか、あなたにも親兄弟、家族もいるだろうと。会社や自分の儲けのことしか頭にないのか、と怒りすら覚えます。

その人たちが、財政諮問会議、経済改革開放会議などの内閣直属機関を形成しています。その現実を、次項で詳しく述べてみましょう。

21
企業人が医療経営をしたらどうなるか
利益追求のため過剰な医療が横行する
医師の哲学と成長戦略は相容れない

私は大学卒業後、母校（札幌医科大学入学）の整形外科の医局に入り、教授をはじめ先輩諸氏の顔を見て、背中を見て医療を学びました。と同時に、ひたすら自分の医療技術の向上に努めました。それでやっと一人前になります。

私が学んだ教授や医局のスタッフ、そしてどの先輩医師の顔にも背中にも、「利益追求」という言葉は書いてありませんでした。私も大学卒業後、およそ10年の研修時代に、お金のことを考える余裕などありませんでした。

しかし、企業人はまったく違います。彼らは利益を追求し、経営規模を拡大し、現在に至った人たちです。途中で失敗して倒産する人も多いことでしょう。その中で経営規模を日本国内はもとより全世界に拡大し、成功した人たちが企業人です。

その中でも刮目すべき成功を収めた人たちが経団連の構成メンバーとなり、経済財政諮問会議や規制改革会議など、内閣直属の組織のメンバーとなっています。彼らは安倍首相の相談相手、いわゆる側近で、政治に大きな影響を与えています。

そんな企業人の中には、前々から何とかして医療業界に参入したいと考える者がいました。しかし、現在の国民健康保険制度のもとでは利益など望むべくもありません。そのようなことは彼らにも分かっています。そこで企業人は、国民健康保険制度を変えて利益の出る体制にしてしまえ、と考えるわけです。

彼らの提言を聴いていると、「国民のための医療」などそっちのけで、「国民健康保険に縛られていては、利益は出ない」というようなことを言っています。これはつまり、混合診療解禁で、患者さんからどんどんお金を取りましょうということです。

現在の医療法人制度では、医学的知識の欠落に起因して問題が生じるような事態を未然に防ぐため、医療法人の理事長は原則、医師または歯科医師としています（医療法第46条の3第1項)。企業人はこれを、我々にもやらせろというのです。

企業人が病院経営のトップに座り、利益追求の方針を打ち出し、さまざまな指示を出したらどうなるか、想像してください。たくさん手術をする医師、高額な薬をたくさん処方する医師、混合診療の患者負担を多くして病院に収益をもたらす医師を評価する風土に変わっていくでしょう。

なるべく早く病気を、しかも患者さんの体を考え最低限の治療で、ひいては医療費がかからないように快癒させる医師は、このような病院では存在価値がありません。それどころか、企業理念に反するとして職を失うかもしれません。かといって、医師が雇用維持のため、企業の方針どおりに医療行為をしたら、たいへんな問題が頻発するのは火を見るよりも明らかです。

次に、医師不足、看護師不足に対して企業人はどのように考えるでしょうか。彼らは、日本で足りなければ外国から呼んでしまおうと平気で言います。外国人医師が日本で働く際には、日本の国家試験や語学試験に合格しなければなりません。これは日本人医師が外国で医師として働く際も同様です。これを企業人は、外国人医師に無試験で日本の医師免許を与えようというバカなことを平気で言うのです。医療というものはその国その国でまったく違うものです。仮に外国人医師に無審査で医師の資格を与えることをしたら、考え方のまったく異なる医師のため医療現場は混乱し、世界に誇る日本の医療のレベルは恐ろしいほど低下します。でも彼らはおかまいなしです。看護師に関しても同様な提言をしています。

医師の中でも利益を上げることが上手くて、いくつもの病院を経営する人もいます。しかし、経済財政諮問会議や規制改革会議の構成メンバーのように、政治家にすり寄って、自分の利益のためなら国民の健康や医療制度など野となれ山となれ、大改革をしてしまおう口にする医師はいません。

企業人は医療の哲学を学んでいません。ですから、彼らに「医療は施しである」とか、「ヒポクラテスは、医師が金儲けのことを考えたら終わりだ、と言った」などといってみたところで、なんの興味も示さないでしょう。医師とはまったく違う精神構造を持っているということです。

しかし、政治にかかわる以上、公共の福祉に寄与する行動が必要ではないでしょうか。自分たち業界の利益ばかり考えて行動するのは問題ではないでしょうか。

安倍首相はことあるごとに改革、規制緩和と叫びます。規制でがんじがらめの農業と医療がドリルで崩すべき岩盤だ、と強調します。

混合診療を解禁し、病院経営のトップに医師以外の人が就けるようにして、医師、看護師資格も緩和し、外国人を導入すること、これはいったいなんのための規制緩和なのでしょうか。国民が幸せになるために必要なことなのでしょうか（そもそも、混合診療の解禁は、国民が切実に願って提起されたものではありません。医療費の財源の問題については第3章で述べます）。

このようなことも安倍首相が経済財政諮問会議や規制改革会議の側近にそそのかされて言わされているだけなのでしょうが、あまりにもお粗末です。

私の目には、彼らこそ日本の岩盤に見えて仕方がありません。民間人として政治にかかわる以上（報道では彼らのことを「民間議員」などと、何やら国会議員のように報じますが、実態は選挙で選ばれたわけでもない民間人です。民間議員という言葉は紛らわしいので、マスコミは使用するべきではありません）、自分の企業や業界団体の利益を第一に考えるのではなく、国民の利益を第一に考えなくてはならないはずです。

第三章

誰も教えてくれない
本当に大切な国民健康保険制度の話

22 日本の医療費は全額税金から出している訳ではない 世界最高レベルの医療制度を支えるもの

国民医療費が毎年かさみ、平成24年度の国民医療費は39兆2117億円、25年度は40兆円を超えました。そのため、「医療費が高騰しているから混合診療も止むなし」という意見も聞かれます。

果たして、そのような考え方は正しいのでしょうか。

実は、国民医療費約40兆円といっても国が税金で負担しているのは、その約4分の1の10兆円（正確には、25・8％で10兆1138億円。平成24年度。厚生労働省調べ）です。

そして、国民医療費の約4分の3は、地方自治体、事業主、被保険者、そして患者負担から支払われています。つまり、私が言いたいのは、全額税金で出している訳ではないということです。国民医療費を考える場合、これが高いか安いかを判断するために、世界各国の医療費と比較してみましょう。

実は日本の医療費を国民医療費の国内総生産（GDP）に対する比率で見ますと、OECD（経済協力開発機構）加盟国34カ国中10位です。また、国民一人当たりの医療費は15位です（平成24年度。厚生労働省調べ）。

にもかかわらず、WHO（世界保健機関）のWorld Health Reportでは、世界最高レベルの医療制度が達成されていると認められています。また、『Newsweek』誌にも成長力・幸福度ランキングの健康部門で、日本の医療は世界一だと評されたことがあります。

これは一体なぜなのでしょうか。

簡単にいうと、やはり国民性、日本国民のレベルにあると思います。

献身的に働く医療機関の方々、ある程度、節度を持った患者さん。そして、彼らをサポートするさまざまな業種の人たち。結局、医療にかかわる人、みんなによって支えられているといって過言ではないと思います。

実際に、来日したアメリカの政治家、ヒラリー・クリントンさんが日本の医療体制を見て、感動し、

"The Japanese medical care system is maintained by the Saint-like self-sacrifice of medical workers."

（日本の医療制度は、医療従事者のまるで聖職者のような自己犠牲により維持されている）

とまで述べています。

その上で、日本の国民健康保険制度があり、さまざまな医療関連法がある。これらが一体となって、日本の恵まれた医療を支えています。いや、やっと支えているのだ、というのが現状です。

医療というものは、大変高価なものです。しかし、最優先にお金を使わざるを得ません。みな、救われたいでしょう。病や体の不自由さから逃れたいでしょう。そのための医療です。

どこの国でもそうですが、医療制度というものはやっとのことで支えているのが現実です。

そもそも国民健康保険制度は盤石な制度ではありませんし、「100年安心」というようなものでもありません。少しずつ、補修しながらやっていくしかないものです。

「混合診療解禁」のような制度改変をすると、あっという間に崩れ、こんなはずではなかった、という近未来になります。

23 国民健康保険制度は互助の精神と国民一人ひとりのささやかな心掛けで維持されている

前の項目で、医療保険制度は国民性の影響を大いに受ける、というお話をしました。それを踏まえ、現在の国民健康保険制度と混合診療、自費診療の違いはどこにあるのか考えた場合、それは「精神性」にあると思うのです。

混合診療や自費診療の根底にある精神というのは、

「自分の病気、自分の怪我なのだから、自分のお金で治そうよ。自分のことは自分でやろうよ」

というものです。

一方で、現在の国民健康保険制度は「互助」の精神です。それは、

「病気や怪我はなりたくてなるものではない。そして、病気になったら、お金がかかるのに、働くこともできなくなる。だれだって病気になる可能性はある。だから、病気になった人をみんなで助け合おう」

というものです。

そのため、病気を治す医療費の原資として、国民は普段から健康保険料を納める。企業も納める。国も税金を拠出する、病気にかかることのない若者もお金を納める。このような互助精神を国単位で発揮して、初めて成り立つのが、今の日本でおこなわれている国民健康保険制度なのです。

日本人は、どこの国よりも互助精神を持った国民だと思います。先の東日本大震災でもみんなが落ち着いて行動し、救援物資を分け合って（いわゆる互助精神を発揮して）、混乱を最小限度に留めたように思います。少なくても救援物資を略奪するような醜いことは、起こらなかったのではないかと思います。意外かもしれませんが、他国では東日本大震災のような大災害が起こった場合、このような醜いことが起こることが珍しくないようです。

逆に、国民の中に、互助精神を持たず「オレが、オレが」の人の大集団があると
この制度はすぐに破綻します。
たとえば、医療は必要なときにだけ受けるものですが、必要もないのに薬をたく
さんもらって、それを転売しようなどと考える人たちがいたらどうなるでしょう。
互助の精神のない人は、得てしてこのようなことを考えるものです。
そして、うまいことをして儲けたと味をしめ、何度も同じことを繰り返す。この
ような人たちがたくさん出てくると、互助の精神で成り立っている国民健康保険制
度は破綻します。幸い、日本人はあまりこのような考え方をしないようです。
それどころか診療をしていると、お年寄りの方で、
「自分たちが医療を受けていると保険制度が破綻する。考えなくてはいけない。
老人は医療機関にかかることを控えなければいけない」
と真顔でおっしゃる方がかなりおられます。
また、診療する医師の側にも、あまりいろいろな検査や治療をして医療費を使う
のは良くないと考える人がたくさんいます。

もちろん、医業収益面から考えるとマイナスですが、医師の集まる会合でそのような話しが自然とでてくるのです。

これらは国民一人ひとりのささやかな心掛けですが、このような日本人の国民性により初めて国民健康保険制度は維持されているのです。

24
自費診療の国、アメリカで国民健康保険制度に反対する医師会と保険会社の言い分

日本の国民健康保険制度は世界にも知られる、きわめて優れた制度です。そこで、外国政府の中には自国への導入を目指そうとする動きもあります。

しかし、なかなか上手くいかない。ある国では実際に、日本の制度を参考にして似たような保険制度を作りました。

すると、その国の国民はこのような制度があるのなら病院にかからなくては損だ、薬をもらわなければ損だというような考え方をする人が多かったようで、あっという間に崩壊してしまいました。

やはり国民健康保険制度は、病気や怪我で医療が必要な人が最低限に利用しようと、そのように心掛ける国民のもとではじめて成立するものだということでしょう。ヒラリー・クリントンさんも、アメリカに国民健康険制度を導入しようとしています。その際、日本の国民健康保険制度を大いに参考にしたと聞いています。しかし、実現はなかなか茨の道のようです。

アメリカで国民健康保険制度の導入を唱えると、まずアメリカ医師会（ＡＭＡ）が自分の診療の最良を侵されると考え大反対します。アメリカは医療のすべてが自費診療の国です。医師が自分で、医療の料金を決めています。

それを、日本の国民健康保険制度のように、初診料は一律２８２０円、再診料は７２０円（平成27年）とやられたら不自由で仕方がない、という理屈です。

また、アメリカの保険会社も大反対してきます。アメリカは自費診療の国ですから、アメリカ人は民間保険を買っています。そこへ国民健康保険制度ができたら、アメリカ人が保険を買ってくれなくなる。ですから、自分の商売のために大反対、となるわけです。

しかし、リーマンショックでアメリカの保険会社は倒産の危機に瀕しました。そのとき、潰してしまってはあまりに社会的、経済的影響が大きいというので、結局、政府は税金を投入して救済しました。

つまり、国民が助けたのです。国民に助けてもらっておいて、国民のためにおこなう国民健康保険制度は自分の商売が下火になるからと反対するというのは、筋がまったく通りません。

2014（平成26）年、アメリカでも医療保険制度改革法（オバマケア）が成立し、2015（平成27）年から少しずつ実施されていくようですが、現在も共和党などの根強い反対があるので、識者に話を聞いたところでは、日本の今の制度とはまったく異なるものになりそうです。

別に私はここで、日本人が優れていて、どこの国民が日本国民より劣る、というような話をしたいのではありません。とにかく、医療制度、国民健康保険制度には国民性の寄与がたいへん大きいのです。

にもかかわらず、最近、

「日本の国民保険制度は大変すぐれたものだから外国に輸出しよう」

と言う人がいます。

おっちょこちょいな意見と嗤《わら》う他はありません。

しかも、このようなことを言う人はたいてい、医療を産業の一つと見立てる混合診療賛成論者です。

繰り返しますが、世界的に好評価を受けている日本の医療制度は国民がお互いに助け合うという互助の精神から生まれたもので、利益追求の精神とは相容れません。

ですから、日本では混合診療解禁と言い、外国には国民保険制度を輸出しようなんて、支離滅裂です。このような話を聞くと私は非常に警戒します。

25

アメリカで無保険者が虫垂炎手術をすると200万円ほど請求される。これは保険会社と医療機関で決まっている値段の3～4倍

社会保険料は、給料から天引きされるので未徴収ということはありませんが、国民健康保険料を払わない人が現在、増えています。平成26年4月～11月分の納付率は、59・8％と6割を切りました（厚生労働省プレスリリースより）。

そのような人の中に時々、

「私はあえて国民保険料を払わない。病気になったら自費でかかるからそれでいいのだ」

と言う人がいたりします。少しいばった感じで、自分がちょっと普通の人より頭

が働くのだとでも言いたげな様子です。

このような方はすでに自費診療状態ですから、混合診療解禁など屁でもない、という考えなのでしょう。

しかし、この考え方は間違っています。この人たちは、実は大多数の健康保険料を支払っている国民にぶら下がっているだけなのです。このことについて述べていきたいと思います。

国民健康保険制度は実に優しい制度でいつでも入ることができます。民間の医療保険は若いうちは入りやすいものですが、いざ歳を取ってから入ろうと思っても保険料が高額であるとか、病気の経験があったら入れないとか、自分の都合どおりにはいきません。保険会社は儲けることを目的とした企業なのですから、当たり前のことです。

ですから、健康保険料を納めずにちょっと偉そうなことを口走っていた御仁も、いざ大病をしたら慌てて国民健康保険に入るはずです。

また、このような人たちは、医療を受けたら自費で払うと考えているのですが、現在、医療費は国が定めています。国が代表して、医療機関、薬品メーカー、医療機器メーカーと交渉し、そのうえでそれぞれの医療の値段を決めています。

日本とは逆に自費診療であれば、医療機関は自由に価格を設定できます。現にアメリカはそうです。ただ、世間相場というものはあるようです。私が見た所、アメリカの医療機関の初診料は、だいたい、8000円から12000円くらい（1ドル＝100円として）でした。

みなさんは、まあ、このようなものに対して備えるために民間の医療保険を買っておくのかな、と思われるかもしれませんが違います。それはある意味で逆です。保険会社はまず顧客を募り、その後、医療機関、薬品メーカー、医療機器メーカーと交渉します。医療機関側にとっても、交渉相手となる保険会社の加入者が多いと、潜在的な患者さんであるその集団を失いたくないのでしょう。すると保険会社は有利に交渉を進められます。具体的には以下のような感じです。

たとえば、虫垂炎で手術をして3日ほど入院したら60万でやってくれないか、と保険会社が医療機関側に提示するのです。このようにあらゆる疾患と治療法に事細かく値段が決まっています。

ですから、保険を持たないうえに、医療情報もなく、適正価格も知らない一個人が病院にかかる場合、アメリカでは大変なことになるのです。

現在、先ほどの虫垂炎の場合で自費診療ですと、200万以上請求されるといわれています。いわゆる保険会社と医療機関で決まっている価格の3〜4倍かそれ以上の金額を請求されるようです。

会社の利益分だけでなく、取りはぐれた債権を想定コストとして上乗せしているからでしょう。ですから、治療を受ける前に家や土地の証書を提出させる病院だって珍しくはありません。

アメリカの病院はまるで金貸し業者のように、「取り立て屋」を雇っているところだってあります。ですから、繰り返しになりますが、アメリカでは病気になって、病院で治療を受けて、全財産を失うという話しが日常茶飯事なのです（アメリカの自己破産の原因の6割は医療費が原因といわれています）。

26 混合診療の世界はどのように完成されるか
患者が医療の値段を交渉することはできない

アメリカの保険会社はまず顧客を募り、加入者の数を背景にして、有利に医療機関、薬品メーカー、医療機器メーカーと値段交渉しているということを前項で述べました。

このような考え方で日本の国民健康保険制度を見ると、国、厚生労働省は日本国民全体というスケールメリットを活かして、医療機関、医療機器メーカー、薬品メーカーと交渉して、医療の価格を決めているともいえるでしょう。

そして、医療の価格は一冊の本になっています。医療機関は必ず持っているし、だれでも買うことのできるものです。その本のタイトルは『医科診療報酬点数表・調剤報酬点数表』（平成26年4月改正版は税別2200円。640頁。発行、中和印刷）です。決して高額な本ではないでしょう。

本に明記されているように、日本ではそれぞれの疾患ごとに医療費が決まってい
るのです。

日本の国民健康保険制度では医療の値段はこのようにして決まっているので、患者さんが「交渉」するというのは考えられません。

実際、患者さん一人ひとりが病気や怪我をしたときに、慌てて医療機関や薬品メーカーに値段を聞いたとしても、向こうの言い値になるでしょうから、とても交渉になりません。

となると、保険会社が間に入り、患者さんをまとめてそのスケールメリットを活かして交渉するという形にならざるを得ません。まさに混合診療の世界がどんどん完成されていく訳です。

要するに、ここでは日本、アメリカそれぞれで、どのようにして医療の値段が決まるのかお話ししたかったのです。したがって、日本で国民健康保険料を払わずに、医療費を全額自費で払ったほうが安いなどと言っている人は、単なる平和ボケでし

かありません。「自費」というからには、国が交渉して決めた値段に準じてではなく、自分で汗をかいて交渉しなければならないのです。

幸い日本にはこのような人がまだ少ないですから、国民健康保険を持っていない人が医療機関にかかってもあまり医療機関側も考えずに、国民健康保険で記載されている金額、ないしは点数表の金額の1・2〜1・5倍の金額だけを徴収しているようです。

ちなみにアメリカの無保険者は、日本の医療費（自己負担分ではなく医療費の総額）の2〜10倍の金額を請求されます。いろいろ事例はありますが、日本の医療費の10倍でも足りないケースも多くあります。

結論です。医療費を決めるのにも、今あるあらゆる病気、怪我、そしてそれらに対して効果が認められる治療に関して費用を一つひとつ決めなくてはなりません。とすれば、国民健康保険料を払っていない人というのは、何も上手いことしているわけでなく、国民健康保険料や社会保険料を支払っている人にぶら下がっているだけなのです。

27 医師による混合診療賛成論①
がん患者に保険未収載の薬を投与してあげたい

これから、医師によく見られる混合診療賛成の意見を紹介しますので、考えていきたいと思います。その前に、おさらいをします。

混合診療とは、国民健康保険制度が適用される診療と保険が適用されない自費診療を同時におこなうことと定義されています。日本は現在、混合診療を禁止しているので、保険診療と自費診療を同時におこなうと、本来なら保険が使える部分も含めて全額自己負担になります。

混合診療の話は非常に難しいようで、我々医師ですらきちんと分かっていない人が多いものです。

私はここまで混合診療の解禁は反対だと述べてきましたが、それでも混合診療に賛成だという医師の方もいらっしゃいます。そのような意見をお持ちの医師のお考えを何度か聞きましたが、そのお考えはこれから述べる二つのパターンに集約されます。

まず、一つ目のパターン。これは、主に大きな病院でがん治療に当たられている医師からよく聞かれる考え方です。それについてお話しします。

がんとはたいへん厳しい病気です。治療の甲斐なく、万策尽きて死期を待つだけの末期がん状態になる患者さんがたくさんいます。だからといって、そのような患者さんも家族も、簡単にあきらめられるものではありません。

今はインターネットの時代ですから、世界中から情報を集め、これが良いのではないか、という薬を通販で外国から買って入手することも多々あるようです。

飲み薬なら患者さんが飲むだけなので、医療機関側はタッチしなくてすむのですが、点滴、注射剤の場合は、「点滴してくれ」「注射してくれ」と必死に頼んでくるわけです。

しかし現行の国民健康保険制度では、たとえ患者さんの要望であれ、保険に収載されていない薬を投与して、別料金として点滴料、注射代を得ると混合診療になります。このような状況に直面した場合、医療の現場はどうしているのでしょうか。

患者さんは必死です。命がかかっています。結局、患者さんの必死の要求に応じて医師が点滴をしたり注射することも多いと聞きました。このような医師の中に、

「だから混合診療を解禁したらよいのだ。そうしたら抵抗なく患者さんの要望に応えることができる」

と考える方が多いです。

この医療現場の対応は、確かに違法です。しかしこの場合、医療というものが完全に患者と医師の手の中にあります。ここを忘れてはいけません。

混合診療解禁ともなれば、何度も申し上げているように、今後の新薬に保険は利かなくなります。薬はけっこう高いものです。ネットの通販で薬を買う場合は、あくまでも患者さんが自分で無理なく買うことのできるものを選んでいるはずです。

しかし、混合診療解禁となれば、医師が、

「あなたにはこの薬が望ましいが、新薬でもちろん保険も利かないので実費負担となります。月に20万円かかりますがどうしますか」

などと述べるようになります。

これでは言う方も聞かされる方も辛いです。

しかも、患者さんが何らかの保険に入っていて、保険会社が絡むとその薬を使って保険が利くのかどうか、保険会社にお尋ねしなければならなくなります。

こうなると、もうすでに医療が患者さんと医師の手の中にはありません。病気とはまったく関係のない患者さんの財力とか、保険会社との契約内容に縛られてしまうことになります。これは間違った医療だと私は思います。

大事なことは、この患者さんが「この薬を点滴してくれ」と必死に頼んでくるケースですが、あくまでも医療が、患者さんと医師、医療機関側にあるということ。これがポイントです。これはある意味、混合診療の世界から比べると平和なことなのです。

現在は、国民健康保険制度がいき渡っている状況で、全体から見ると極々少数のケースで先述したようなことがある。その極々少数のケースに対応するために、危険の多い混合診療に賛成と言ってしまうのでしょうか。

人間というものは、幸福な満ち足りた環境にいるとそのありがたみが分からなくなってしまうものです。これもそのようなケースかもしれません。

私は医療が医師と患者さんの手の中にある状態で、あえて混合診療賛成と唱えるその理屈を、「幸せな混合診療賛成論」と呼んでいます。

28

皮膚病の治療と脱毛の治療をしても混合診療にならない不文律の話

具体的にどのようなものが混合診療になるのか、と聞かれた場合、実は、境界がはっきりしないところもあるので、その解釈が必要となります。

先に述べたように、入院治療をしているとき、保険で認められない治療をすると、それは混合診療になります。しかし、外来の患者さんの場合はどうでしょうか。

たとえば、患者さんがとあるクリニックの外来にきて、皮膚病の治療（保険で認められている）をしながら、脱毛の治療（保険外治療）を同時にすると、混合診療になります。

しかし、厚生労働省の解釈によれば以下のようにすると、混合診療にならないとされています。

①カルテを別にする

②診療時間をずらす。一番はっきりさせるためには別の日、ないしは、午前、午後に分けて診療する。たとえば、国民健康保険の利く治療を午前中におこなったら、国民健康保険外の治療はその日の午後か、別の日におこなう

ただし、これは私が聞いた話です。どこにも書いていません。いわゆる、不文律というものかもしれません。

ちょっと脱線ですが、世の中、紙に書いていないことはたくさんあるものです。そして、今の世の中、紙に書いてあることしか分からない人間が多すぎる。紙に書いていないことも理解するようにありたいものだと思っています。

29 医師による混合診療賛成論②
自費診療の割合が多い科の医師の意見

話を戻します。混合診療に賛成だ、という医師の、二つめのパターンについて述べます。形成外科や産婦人科は、他の科に比べて自費診療の割合が多いのです。その科の医師は、

「保険診療と自費診療は別のときにおこなわなければならないので、改めて別のときに出直して病院にきてくださいだなんて、とても患者さんに言えません」

と、仰っていました。

なるほど、混合診療を避けるためとはいえ、二度も三度も時間をずらして診療を受けるというのは、身体的にも時間的にも辛いことです。

そして、この医師は、「だから自分は混合診療に賛成だ」と続けて仰る。

しかし、これも前項の例と同じです。

医療が医師と患者さんの手の中にあるではありませんか。先のような状況だからといって、混合診療賛成というのは、論理の飛躍だといえましょう。混合診療はまったく別な医療です。制度の大きな改変を伴います。

大きな病院でがん治療に当たられている医師ともともと自費診療の多い科の医師が直面した二つのパターンを挙げました。

このようなパターンに直面しているからといって、混合診療解禁に賛成だというのは、「角を矯《た》めて牛を殺す」（牛の曲がっている角をまっすぐに直そうとして、かえって牛を死なせてしまうことから、小さな欠点を無理に直そうとして、かえって全体をだめにすること）ようなものです。

ここで取り上げた問題は、国民健康保険制度を若干、手直しすればいくらでも対応できることだと思うのです。

30 二重まぶたや豊胸の手術に国民健康保険が適用されたら制度は急速に破たんする

現在、日本には混合診療禁止という法律があります。世の中に完璧な法律などありませんが、それで医療の大枠はがっちりと決まっています。

混合診療禁止の大枠がなければ、風邪や腰痛の名目で患者さんが入院し、二重まぶたや豊胸の治療を同時に受ける、という事例がでてきます。このような場合、入院期間も若干伸びることになるでしょう。

いわゆる、二重まぶたにする手術とか豊胸手術は、病気だから治療してほしいというのではなく、自分の個人的な望みを満たすためにする治療です。そのようなものに国民健康保険は適応されません。今、医師側にも患者側にもこのような発想すらありません。

しかし、このような患者さんが多く発生し混合診療を求め、病院側も対応していったら、国民健康保険制度のお金が余分に使われる可能性がでてきます。

先述した例だけではなく、今、私が想像さえできない、国民健康保険制度を食い物にしているとしか思えないような醜い例がでてくることでしょう。そして、国民健康保険制度が急速に破たんしていくことでしょう。

現在、政府で「患者申し出療養制度」というものが検討されています。これは、名前だけ変えた混合診療のことです。患者側が保険収載されていない医療を希望した場合、その部分だけを混合診療としておこなってもよいとするものですが、その部分はすべて自費になります。

実際は、どんな治療でも患者さんが申し出すれば、希望すればできるというものではなく、いろいろな制約もありますが、国が国民健康保険堅持という従来の制度運用から大きく舵を切ったものであるなあ、と私は考えています。

31 財源論と医薬分業の話
国民医療費の増大は失政のため

私は日本医師会の会員ですので、時々、医師会の会合に顔を出して現在の医療政策や、医師会としての考え方についていろいろ討論することもあります。理想はいくらでも語ることができるのですが、やはり、「財源」というものが、我々の議論においても大きな壁となります。

国民医療費が40兆円を超え、さらに増加傾向にあること。そのうち、国が税金から拠出しているのはその4分の1くらい、ということは先にお話ししました。約10兆円の税金の拠出はOECDの国々で比較しても、平均より少し高いくらいですので、これが一概に多いとはいえないのではないかと私は思っています。そして、それだけの財源で世界一の医療を提供しているのです。つまり、日本の医療費は諸外国と比較して決して高くはないのだということです。

しかし、医療費が増えていることは事実ですので、財源論は避けて通れない話です。仲間の中にも、「財源が逼迫しているからなあ」と嘆息する方がよくいます。私も、「そうだなあ」と思っていましたが最近は考えを変えました。

財源論を語るのであれば、国は、医療費を節約するために少しは努力してきたのかということです。むしろ、医療費が増大するような政策を打ち続けてきたのではないでしょうか。

古くは医薬分業の問題です。今では、医院や病院で処方箋をもらって、調剤薬局で薬をもらうというのが一般的になりましたが、この医薬分業によって国民医療費の負担も患者さんの負担も非常に大きくなりました。

実は国民医療費に占める調剤薬局の調剤費の割合は増大しています。一方で、病院における診療費の占める割合は、一定です。調剤の部分は、院内調剤がもっとも安上がりとなります。

しかし、あえて国は、医療の安全、薬の安全とかまことしやかな理由をつけて医薬分業に踏み切りました。

この政策は財源論から見ると、まったくの愚策だったといえましょう。このような政策をおこない、その結果医療費が上がり、その医療費を抑えるために混合診療解禁というのは、失政、もっというなら失政の上塗りではないでしょうか。

混合診療に反対というと、では膨れ上がる医療費にどう対応するのだ、代替案を出せといわれる方もいますが、財源論から見るかぎり、国が姿勢を正すべきです。

32 介護保険を使って施設に入所するより療養型病床に入院していたほうが患者負担はずっと少なかった

国が失政によって医療費を増額させてしまったもう一つの例は、介護保険ではないでしょうか。

介護保険制度は大変複雑で、理解するのは本当に大変です。多岐に渡ってサービスが提供される仕組みになっていますが、実際に介護保険を見ていて良い制度であるとは思えません。本当に困っている高齢者とその家族に、ものすごく負担を強いる制度です。

体が動かなくなり、トイレもいけない老人を抱えた家族はたいへんです。「寝たきり」

という言葉がありますが、具体的には、トイレに自分でいくことのできない状態を「寝たきり」といいます。

老人が尿意、便意を催すたび、家族が排尿、排便介助をしなくてはいけません。肉体的にも精神的にもとても辛いことです。

さらに、認知症が進んでしまったら、一人にしておくと何をしでかすか分からない。このような老人を家族だけで見ることは、ほとんど不可能です。時々、ヘルパーさんがきてもできることは限定的です。もう介護施設に入所させるしかないのですが、その入所にものすごくお金がかかるのが現実です。

1ヶ月あたり、13万円前後のお金がかかるし、入所する際にも500万円なり2000万円なりのまとまったお金が必要な施設もたくさんあります。施設の入所に大枚をはたいて、月々多額のお金を払って、さらに介護保険という公的なお金が大量に使われている。

結局、施設に入れても公私のお金をあわせると、ひと月に30〜40万円かかるものです。

その他に、たとえば、施設には体を揉んであげる治療者たちがたくさん出入りしています。老人も体を揉んでもらうと楽なので、けっこう利用されていますが、このようなものも国民健康保険から購《あがな》われていることが多いのです。1回あたり、3000~4000円とすると、月に15回利用したら5万円ほどになります。

また、施設に入所していても、転んだりちょっと調子が悪くなったりすれば、病院にかかることになるだろうし、死にかけでもしたらその都度、救急車で搬送されることも珍しくはありません。風邪などの軽い病気や怪我で病院にいくにも、付き添いの人がついていて、車を出さなくてはならないし、救急車で救急搬送されても、その都度費用はかかる。

しかし、いってしまえば実は我々医業をしている者には全部分かっているのです。このような老人を診るのは、かつて日本全国にたくさんあった療養型病床に入院してもらうのが、個人負担も公的負担も最も少ないのだと言うことを。

かつてといっても、10年ほど前のことです。入院ベッドに療養型病床というものがあり、そこにこのような老人が大勢入院しておられました。

家族負担は月に3万円ちょっと。現在の最低年金が4万ですから、ここに老人を入院させれば、年金で十分賄え、おやつ代を5000円から1万円くらいわたすことができました。入院も退院もベッドの空きがあれば簡単にできました。国民健康保険からの全経費は30万円から40万円。

総費用という点では老人ホームと同じくらいのものです。しかし、療養型病床群は病院ですから医師や看護師がもちろん常時ついています。多少の怪我や病気ならその場で治療ができる。患者さんが「死にかけ」ても、それは寿命による場合が多く、そこに勤務している医師ならばあるていど前々から予見でき、「その時」がきても慌てることもない。もちろん、救急車をあたふたと呼ぶこともありません。

現在のように介護保険を使って介護施設に入所させるよりも、療養型病床に入院しているほうが患者負担はずっと少なくすみました。公的資金の投入も少なくすんでいたと思います。

国が大騒ぎして、療養型病床群を全部ぶちこわして、公的にも個人にもお金がべラボーにかかる制度を作ってしまったのが実際です。

これまで、医療の財源を考えなくてはならないはずの国が、患者さん個人にも公的にも負担が多くなる制度をわざわざ拵《こしら》えてしまった例を二つ挙げました。そして、今度は「混合診療解禁」を目指そうとしています。

我々国民は本当によく考えなくてはなりません。

財源論の名のもと、政府のなすがまま、国民は唯々諾々と混合診療解禁を受け入れてよいのでしょうか。大失敗な政策である介護保険は、老人の面倒を家族の献身的努力によってまだなんとかやっていますが、混合診療解禁は医療の全分野に及び、そのダメージは計り知れません。国民全体に普《あまね》くダメージが及びます。

なぜなら、混合診療というのは結局、自費診療だからです。個人個人に対して医療にものすごいお金がかかることになるのです。

財源は大事な問題ですが、国はこれまで医療費の財源について適切な対策を講じてきたとは私にはとても思えません。

財源問題を含め医療政策は、利権誘導という政治力学に基づいておこなわれてきたのだと思います。混合診療解禁に向けた動きも、利権誘導を望む大きな政治的な力が働いているのでしょう。

33 ドラッグ・ラグ問題はどこがおかしいのか
薬を国内で使う際には日本独自の審査が不可欠である

医療制度は政治の力学に大いに影響されます。しかし、民主政治の形態を取る現代において、世論を無視することはできません。ですから、混合診療に関しても、政府はいろいろな理由をつけて解禁を実現しようとします。ドラッグ・ラグもそのうちの一つです。

ドラッグ・ラグとは、世界で、特に欧米先進国ですでに有効だと認められ使用されている薬が、日本では審査が終了していないという理由で使われていないケースがあるのですが、それを問題視している言葉です。

「ラグ」とは、「ズレ」という意味です。つまり、日本の制度に問題があってその薬が使えない、という意味です。

混合診療が解禁されれば、そのような薬が、医師や患者さんの裁量と希望で健康保険と合わせて使えるようになる、という論調です。

しかし、私に言わせれば「ドラッグ・ラグ」というものは、もともと存在すらしていません。外国の基準が日本でそのまま当てはまる訳がないし、その逆も然りです。日本人と欧米人の体と薬に対しての作用は微妙に違っています。体格も違うし、体質も違う。安全性に対する国としての考え方も異なります。多少、危険はあり、10人の内、1人には重大な副作用があるが効果はある、という薬に対してどう考えるかは、個人個人でまちまちだし、国によっても異なります。

また、アメリカは自費診療の国ですので、アメリカで認められた薬というものは、国内で一応安全性が認められて、薬として使ってよいということだけを意味します。

一方、日本で認められた薬は、混合診療が認められていない現段階では、保険収載するということを意味しています。つまり、公金を使うということです。その意味で時間をかけて吟味するのは当然のことではないでしょうか。それは「ラグ」でも何でもないと思います。

かつて、イレッサという肺がんの薬がありました。諸外国では使われているのに、日本では使われていませんでした。これこそドラッグ・ラグだ、ということで、政府厚生労働省が突き上げを受けて、審査をかなり端折って、日本での使用を認めました。

しかしその後、重篤な副作用が認められ日本での使用は禁止されました。この事例からも、日本国内で使う際に日本独自の審査が不可欠であるということが理解できるでしょう。

そうであれば、ドラッグ・ラグという言葉のおかしさに気づくのではないでしょうか。日本の制度がおかしくて何やらけしからぬ状態が生じている。制度を変えれば国民が得をする、という煽り方です。

国民健康保険制度がおかしいから、混合診療を解禁しなくてはならないという理屈と同じですね。だまされないようにするには混合診療をしっかりと理解し、利権勢力のためではなく、国民のために働く政治家を選ぶことが一番の道だと思います。

34

最大の勢力は国民
正しく物事を知って行動すれば
私たちの暮らしは良くなる

医療は政治で決まります。

医療は国民の安心にとって最重要なものの一つですが、見方を変えると医療は年間40兆円という巨大な利権でもあります。この利権を巡っていろいろな勢力が政治家に取り入ってきます。そのような諸々の力関係によって医療が動かされていきます。これが現実です。

そのようにいうと、「自分には力がないからもうダメだ」とあきらめてしまう人もいるのですが、それは間違いです。

政治にはいろいろな勢力が介入していると申し上げましたが、もっとも巨大な勢力は国民です。我々民衆なのです。

今、混合診療解禁をめぐって動きが活発になっていますが、それは主に保険会社がそこに利権を求めているからだと思われます。

繰り返しますが、混合診療を解禁しても国民にはなんら良いことはありません。往々にして、大きな制度改革をしようとするとき、政府や利権勢力は国民の理解を欲しがるので、マスコミを動員して国民を煙に巻こうとします。

マスコミからときとして流れてくる混合診療解禁キャンペーンの広告や宣伝にごまかされてはいけません。だまされないためには、国民が混合診療とは何かということをしっかり理解することです。

物事を正しく知れば、国を良くし、我々の暮らしを良くすることができます。なぜなら、我々が国の政治を決める最大の勢力だからです。

おわりに

私たちが政治的に知っておくべき三つの重要な英語の諺

本書で私は、医療は政治問題と密接に関係あるということを、繰り返し述べてきました。

しかし、政治は個人で扱うにはあまりにも大きいものです。また、政治はさまざまな分野を扱っています。安全保障、公共事業、雇用、景気・経済、教育、そして医療などです。

医療は重要な政治の一部門なので、私たち個人が理想を語っても無駄ではないかと無力感に陥る方もいらっしゃると思いますが、そのようなことは決してありません。私はそのことを強調するため、三つの英語の諺をあげたいと思います。

一つ目は、

"Knowledge is power."
「知ることは力なり」
（イギリスの16〜17世紀の啓蒙主義を代表する哲学者、フランシス・ベーコンの言葉）です。

混合診療とは何か、これを解禁するとどのようになるのかということを、本書を読んだみなさんは理解できたと思います。

平成27年の通常国会で「患者申し出医療」という、混合診療に道を開く制度が国会で可決されました。ですから、実際にこの制度が運用されてどうなっていくのか、我々は監視していかなくてはいけません。

監視するには、何が問題なのかを知らなくてはなりません。そうしないと、「患者申し出医療」というちょっと優しげな名前の制度を梃《てこ》にして、混合診療で大儲けしようと企む連中が、一気に解禁にもっていく怖れがあります。

しかし我々が、混合診療の危うさについて理解していれば、そのようなことを防ぐことができます。それには、国民の民度の高さが求められますが、私は日本の政治と日本国民の民度の高さに希望を見いだしています。

二つ目は、

"Forgive your enemies, but never forget their name."

「あなたの敵を許しなさい。しかし、その名前は決して忘れてはならない」

（アメリカ合衆国35代大統領、ジョン・F・ケネディーの言葉）です。

「患者申し出医療」という制度を導入した人たち、つまり政府自民党、あるいはそこと癒着し大儲けを企む保険会社や製薬会社の面々、経済諮問会議を構成する大企業の経営者たちの政治に対する関与をきちんと覚えておかなくてはなりません。その記憶がないと、次から次へと医療制度改悪案が生まれるからです。

"Forgive your enemies."「敵を許してやれ」についてですが、おかしな制度を導入して我々の生活や生命を脅かした連中は政府の上のほうにいて、許すも何もない。国会議員が大した思慮も責任感もなく上の者に言われる通りに挙手すればおかしな法案は認められる（最近、このようなケースをよく見かけます）。これは、ある種「仕方がない」ということだと思うのです。しかし、「仕方がない」で終わらせてはいけません。きちんと覚えておかないとならないし、その動向を監視し続けることが大事だと思います。

そして、このような意識に基づいて、私たちは行動する。具体的には、混合診療を含めいろいろなことを知った上で選挙にいって必ず投票する。たしかに、我々は一人一票しか持っていません。これは大変小さな力です。しかし、我々がある政策の本当の意図を知った瞬間、きっと同じタイミングで同じ認識が燎原の火のごとく広まっていくのだと思うのです。

別にこれは、スピリチュアル的なことを言っているのではありません。この世は多くの情報で満ち溢れているのに、その中からみなさんが本書に接し、共感してもらえたのなら、そのとき、きっともっと多くの方が同じような情報に接し、同様の共感を得ているはずだと思うのです。

このように考えると、我々は知ることではじめて、大いなる希望と力を見いだすことができる、ということでしょう。最後の諺を紹介します。

"Man is no more than a reed, the weakest in nature. But he is a thinking reed."

「人間は一本の葦に過ぎない。自然の中で最も弱いものだ。しかし、人間は考える葦である」

（17世紀、フランスの科学者、宗教思想家であるパスカルの言葉）

我々は決して小さな存在ではないのです。

著者プロフィール

橋本英樹（はしもとひでき）

整形外科医。昭和35年11月16日、京都府舞鶴市生まれ。生後すぐに父の仕事の関係（青函連絡船、摩周丸勤務）で函館に移住。以後、函館で育つ。昭和54年、北海道大学理I系に入学するも、医師になる夢を断ちがたく、予備校にて受験勉強にいそしんだ。昭和56年、札幌医科大学入学。在学中は柔道部に所属。柔道二段取得。昭和62年、卒業後、同大学の整形外科に入局。札医大の整形外科、救急集中治療部、函館五稜郭病院整形外科、愛育病院整形外科にて研修。平成2年に札幌医科大学大学院入学。生化学の研究に従事した。平成6年4月、学位取得。平成6年6月より1年間、浦河赤十字病院整形外科部長として勤務。平成7年より2年間アメリカ、カルフォルニア州ロマリンダ大学にて骨粗鬆症の臨床と研究に従事した。平成10年より平成13年2月まで、帯広第一病院整形外科部長として勤務。平成13年4月、伏見啓明整形外科（札幌市中央区）を開設。平成24年9月、伏見啓明整形外科　札幌骨粗鬆症クリニックと改称。現在に至る。

＼出版社キラジェンヌの注目作！／

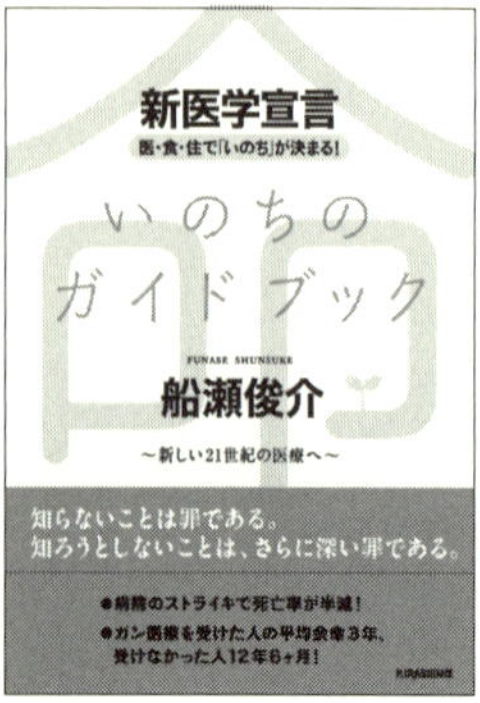

新医学宣言
いのちのガイドブック

著者：船瀬俊介

現代医療の闇を告発し、この惨劇を終わらせるための代案を提示します。「火の文明（化石エネルギー）」から「緑の文化（自然エネルギー）」へ。再生可能な自然エネルギーで栄える文明を目指すべく「緑」をキーワードとした様々な改革案を投げかけます。

1,500 円＋税／ ISBN 978-4-906913-34-3

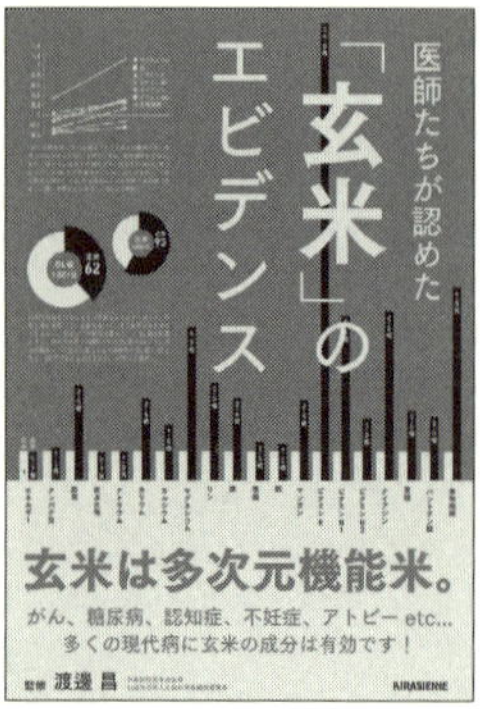

玄米のエビデンス

監修：渡邊昌

医学者、臨床医、栄養士、研究員の 11 人が玄米の機能性を医学的知見から示した最新のレポート集。食を正すことで未病を治し、玄米菜食が健康長寿に生きる最善の道であることを提示します。医師たちが、それぞれの専門分野から玄米食の効果を解説した一冊。

1,300 円＋税／ ISBN 978-4-906913-32-9

veggy Books

veggy Books

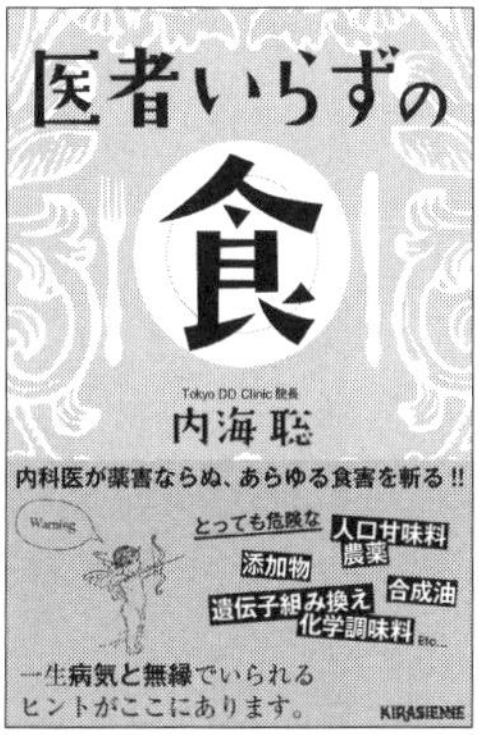

医者いらずの食

著者：内海聡

日本の食に警鐘を鳴らす衝撃の内容。「医原病」が作られる構図、薬害の実態、栄養学の嘘、甘味料やトランス脂肪酸の危険性など、身近に潜む「社会毒」を Facebook 読者数 10 万人以上の内海医師が語る！

1,400 円＋税／ ISBN 978-4-906913-19-0

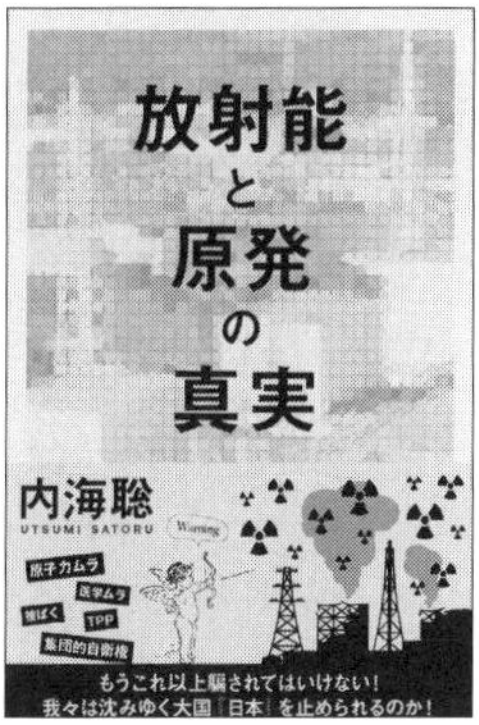

放射能と原発の真実

著者：内海聡

気鋭の医師・内海聡が原子力行政や、隠蔽されている放射能の真実を明らかにする衝撃作。3.11 が風化しつつあるこの問題について、ニヒリズムの観点から鋭く切り込む。嘘がうずまく原子力行政に対して、内海聡はどんな結論を下すのか。

1,400 円＋税／ ISBN 978-4-906913-30-5

医療の未来

混合診療で大儲けする人
病気になったら全財産がなくなる人

2015年12月20日　第1刷発行
著者　橋本英樹

出版プロデュース・編集：野口英明
デザイン：後藤祥子

発行人　吉良さおり
発行所　キラジェンヌ株式会社
〒151-0073
東京都渋谷区笹塚3-19-2　青田ビル2F
TEL：03-5371-0041　FAX：03-5371-0051

印刷・製本　モリモト印刷株式会社

ISBN978-4-906913-48-0